男人健康之路

刘贵中　白文俊　杨长海　李　松 **主编**

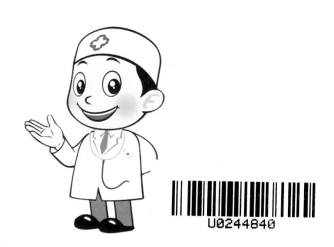

天津出版传媒集团

天津科学技术出版社

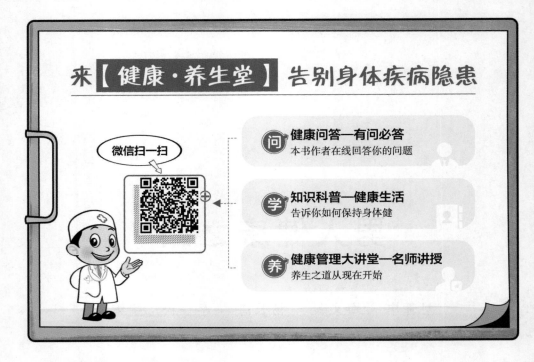

来【健康·养生堂】告别身体疾病隐患

微信扫一扫

问 健康问答—有问必答
本书作者在线回答你的问题

学 知识科普—健康生活
告诉你如何保持身体健

养 健康管理大讲堂—名师讲授
养生之道从现在开始

图书在版编目（CIP）数据

男人健康之路 / 刘贵中等主编. -- 天津 ： 天津科

学技术出版社，2023.5

ISBN 978-7-5742-1041-7

Ⅰ．①男… Ⅱ．①刘… Ⅲ．①男性－保健－基本知识

Ⅳ．①R161

中国国家版本馆CIP数据核字(2023)第057921号

男人健康之路

NANREN JIANKANG ZHI LU

责任编辑：胡艳杰

责任印制：兰　毅

出　　版：天津出版传媒集团
　　　　　天津科学技术出版社

地　　址：天津市西康路35号

邮　　编：300051

电　　话：（022）23332695

网　　址：www.tjkjcbs.com.cn

发　　行：新华书店经销

印　　刷：天津印艺通制版印刷股份有限公司

开本 710×1000　1/16　印张 17　字数 250 000

2023年5月第1版第1次印刷

定价：58.00元

《男人健康之路》编委会

李春昶　天津医科大学总医院
刘贵中　天津市津南医院
刘琴丽　天津美津宜和妇儿医院
刘若璇　河南大学淮河医院
栾祖乾　天津中医药大学第一附属医院
马伟国　宁夏同心县人民医院
齐　灿　河北省儿童医院
施长春　天津南开天孕医院
孙寿媛　青岛明岐中医院
田　萌　天津市津南医院
王　健　中国人民武装警察部队特色医学中心
吴奇昉　内蒙古自治区鄂尔多斯市中医医院
吴绪印　国家卫健委北京国卫医院泌尿外科
许海龙　山西省临汾市中心医院
杨长海　天津医科大学总医院
杨　琳　天津医科大学总医院
杨文博　北京大学人民医院
杨永姣　天津医科大学第二医院
于宏建　天津市津南医院
袁长巍　北京美中宜和北三环妇儿医院
张建华　河南大学淮河医院
张舒曼　河南大学淮河医院
周文亮　北京中医药大学房山医院

前　言

　　人生道路蜿蜒曲折、崎岖坎坷，遥远而又漫长，充斥着未知，路途不会平坦，也不会一帆风顺，需要不懈地探索。传统观念认为，男人是社会和家庭的顶梁柱，从旭日东升到夕阳西下，一生当中要面对诸多的不如意，如社会家庭矛盾、精神心理障碍、躯体疾病等，钢铁般的男人也会有脆弱的时候。虽历经波折，但仍要笑对，因为男人要为社会进步做出贡献，要为家庭幸福做出努力，而谁又能为万千的男性健康负责呢？

　　针对大家最为关切的男性健康问题，本书做了全面而又详细的汇总，共分为四篇：儿童篇、青年育龄篇、成人篇、老年篇。从呱呱坠地开始，男孩子们就可能要面对先天性的尿道下裂、隐睾症、阴茎短小和发育异常；随着年龄增长，青年育龄期发现男性不育、生殖系统疾病，自然怀孕失败，还得求助于"试管婴儿"技术；四五十岁的男人逐渐不再强悍，男性更年期、前列腺疾病、性功能障碍和肾虚症接踵而至；都说夕阳无限好，可是性欲减退和阳痿早泄依然困扰着老年朋友，这么多的拦路虎可如何是好？男性健康又如何保障？

　　幸亏有我们，科普宣传我们是很认真的，您的健康就是我们的责任。我们组织全国9省20家单位34名长期奋斗在临床一线的男科医生撰写了《男人健康之路》，结合国内外最新的中西医观点为您答疑解惑。您的问题，我们乐意倾听；您的顾虑，我们妥善解决；您的健康，我们共同负责，一起携手，共创美好明天！

　　最后感谢天津市津南区科学技术局的资助，感谢**天津市医学会男科学分会**、**天津市性科学协会**对本书的大力推荐，以及**北京孕之羽诊所**、**北京圣堂国际医院管理有限公司**对本书的大力支持。

◆ 健康问答—有问必答
◆ 知识科普—健康养生
◆ 健康管理大讲堂—名师讲授

扫码领取

目　录

成人篇

老年篇

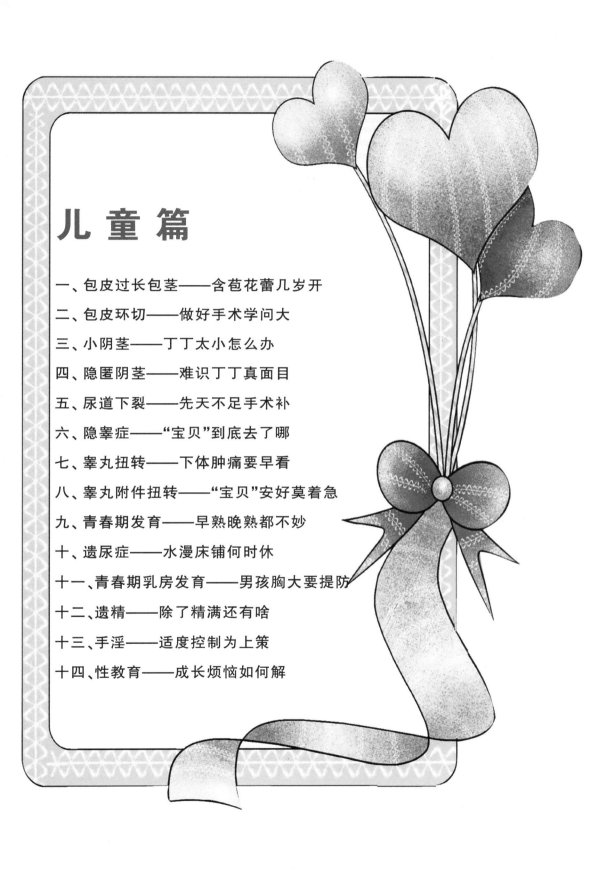

儿童篇

◆ 健康问答—有问必答
◆ 知识科普—健康养生
◆ 健康管理大讲堂—名师讲授

扫码领取

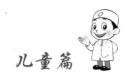
一、包皮过长包茎
——含苞花蕾几岁开

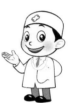

家长：医生，我家儿子的包皮从小就很长，这算是疾病吗？需要做手术吗？

医生：包皮过长不是病，儿童包皮过长不必急于做手术；需要辨别是单纯包皮过长还是包茎。平时要注意卫生，若出现包皮嵌顿和包皮龟头炎反复发作，则需要手术治疗。

（一）包皮过长与包茎

包皮过长是指阴茎在非勃起的状态下，包皮完全覆盖住整个龟头和尿道口，但仍能通过上翻完全显露出龟头（图 1-1-1）。

包茎为包皮口狭窄或包皮与龟头粘连，不能上翻包皮显露出龟头（图 1-1-2）。包皮过长和包茎的核心区别在于能否通过上翻包皮显露出龟头。

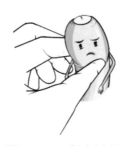

图 1-1-1　包皮过长

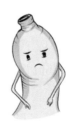

图 1-1-2　包茎

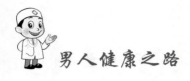

（二）生理性包茎和病理性包茎

生理性包茎就是指新生儿时期包皮与龟头间存在着生理性的粘连或包皮狭窄环，所以龟头不能显露出，也称为"原发性包茎"。这种情况属于正常生理现象。随着年龄增长，外生殖器发育和阴茎勃起出现，包皮内板与龟头会逐渐分离，包皮逐渐自行上翻，一般到青春期前龟头可以自然显露。有研究表明，3岁后，约90%的包茎可逐渐好转，到17岁时，包茎者已不足1%。

病理性包茎是指由于外伤、反复炎症感染和/或医源性的损伤等因素导致包皮与龟头出现纤维性粘连或包皮口出现挛缩、瘢痕性增生，使包皮弹性变差，导致龟头不能显露，也称为继发性包茎，常常影响排尿，建议及早就医。

（三）包皮的生理作用

（1）防护作用：保持龟头温暖、湿润、光滑，降低龟头损伤和防蚊虫叮咬，保护尿道口免受污物、病原菌的入侵。

（2）自净作用：包皮分泌物中有抗菌的成分，其中比较明确的是溶菌酶，发挥杀灭病菌的作用。但是，由于包皮腔的潮湿温润环境，若细菌的生长超过了包皮的自净功能，就可能会发生包皮炎症。

（3）免疫作用：分布在包皮外表面的特化上皮朗格汉斯细胞，以及包皮黏膜层中的浆细胞分泌的免疫球蛋白，有助于保护阴茎免受病毒和细菌病原体的侵害。

（4）改善性满意度：包皮覆盖龟头，性生活过程中，可以减缓和分担对龟头的刺激，从而延缓射精，包皮在性生活中起到润滑作用。包皮的结构比较精巧，可以自由滑动，另外包皮含有丰富的神经末梢，提高男性性快感。

（5）修复材料：自体移植和手术所选用的最佳材料，如尿道下裂或尿道狭窄的修复材料等，不存在排异或炎症反应。

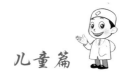

(四)包皮垢是什么？包皮过长需要注意什么

包茎不能上翻时包皮腔内腺体分泌物及龟头脱落的上皮,容易积聚在包皮腔内,形成包皮垢。多数包皮垢存在无特殊症状。儿童包茎常常可见或可触及白色团块粘连,多位于冠状沟处。当感染病原菌时,包皮和龟头出现红肿、糜烂溃疡、疼痛、白色分泌物、瘙痒等,慢性炎症反复发作易诱发瘢痕形成,严重时可导致排尿费力及尿液返流,从而诱发尿路感染。

儿童洗洗更健康,保持局部清洁干净,平常勤清洗阴茎及包皮,清洗时动作轻柔,避免包皮、系带撕裂损伤。包茎患儿一般不推荐人为强行上翻包皮,否则容易造成包皮损伤,增加患儿痛苦,诱发包皮龟头炎。

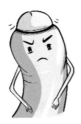

图 1-1-3　包皮嵌顿

(五)包皮嵌顿

上翻包皮后出现包皮水肿,伴随着阴茎局部疼痛不适,嵌顿部位存在明显狭窄环,其远端包皮出现明显环状肿胀及青紫,阴茎头可出现明显肿大(图 1-1-3)。若嵌顿持续时间过长,可能出现局部红肿明显,伴有炎性分泌物增多;若不及时治疗,龟头有缺血坏死风险。所以,包茎若出现包皮嵌顿时,尽早手法复位(图 1-1-4 至图 1-1-6);如果不能自行复位,及时去泌尿外科就诊,由医师协助复位,必要时需行包皮狭窄环切开术。

图 1-1-4　包皮嵌顿

图 1-1-5　单手复位示意图

图 1-1-6　双手复位示意图

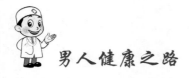

二、包皮环切——做好手术学问大

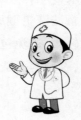

家长：我家孩子包皮太长了,会不会影响发育呢? 包皮过长一定要做手术吗? 什么年龄做最好?

医生：包皮过长不会影响阴茎的生长发育,是否需要手术应视情况而定,包皮手术也不存在最佳年龄。

儿童包皮过长和包茎是普遍现象。婴幼儿生理性包皮过长或包茎无须手术,绝大多数男童经过青春期发育,外生殖器生长和阴茎勃起,包茎可以自然缓解。因为单纯的包皮过长和包茎不会影响阴茎生长发育(图1-2-1),所以是否需要手术取决于其是否对患儿身心造成不良的影响,如反复发炎感染、排尿困难等(图1-2-2)。包皮过长不存在最佳手术年龄,需根据患儿具体情况而定。

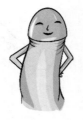

图 1-2-1 正常包皮

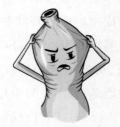

图 1-2-2 包茎影响身心健康

包皮外口狭窄、不易上翻显露龟头者容易造成包皮垢存留于冠状沟,儿童较为常见。男科门诊常常会有因包皮内板异物就诊者,绝大多数

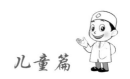

就是包茎引起的包皮垢,诱发包皮龟头炎。这种情况进行包皮环切术是很有必要的,尤其是成年人包茎。

随着生活水平的提高,妈妈带着儿子做包皮手术的比比皆是,尤其是寒暑假,被亲切地称为"包皮手术季",简单的理由是为了孩子生理卫生,还有人说是邻居家的孩子做了,我们也得做。殊不知,这些家长都忽视了儿童包皮的生理作用。因此,小儿包茎可以等待观察,不必急于手术,也不建议人为强行上翻包皮而显露龟头,否则容易造成包皮损伤,增加包皮龟头炎风险。

(一)那么,到底有哪几种包皮过长或包茎应该做手术呢

相关指南规定如下:①包皮过长或包茎诱发包皮龟头炎反复发作;②包皮口狭窄影响患者排尿功能,如排尿困难或尿潴留等;③成年人包茎影响阴茎勃起和性生活质量者;④包皮嵌顿或不能复位者。

(二)包皮环切的手术方式

包皮环切手术临床常用以下 3 种方式。

(1)传统手法——包皮环切术(图 1-2-3,图 1-2-4):此方法操作步骤相对烦琐,人工修剪可能导致包皮伤口参差不齐。

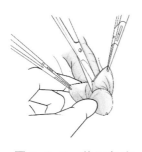

图 1-2-3　剪开包皮

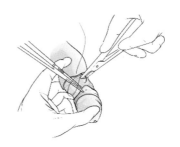

图 1-2-4　环形剪除多余包皮

(2)商环法包皮环切术(图 1-2-5):非常经典的一种环切术式,儿童较多应用,成人包皮水肿及疼痛等反应较大,所以很少应用于成人。

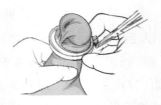

图 1-2-5　商环法包皮环切

(3)吻合器包皮环切术:操作简便,术中出血极少,术后护理方便。吻合器包皮环切术因其操作简便、术中出血少、术后并发症少且恢复快等优点,逐渐成为各大医疗中心最常选择的手术方式。

(三)吻合器包皮环切术是怎么回事

做好身心准备,局部清洁刮除阴毛,术前半小时均匀涂抹局麻药(利多卡因乳膏或气雾剂),选择合适尺寸的吻合器,三把蚊式钳固定包皮向外牵拉,包皮抵钉座置入包皮内合适位置,用力收紧固定扣,旋紧旋钮并压紧完成包皮切割闭合(图 1-2-6 至图 1-2-10)。

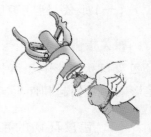

图 1-2-6　抵钉座置入包皮合适位置

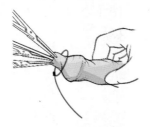

图 1-2-7　三把蚊式钳钳夹固定

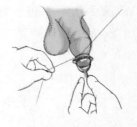

图 1-2-8　用力收紧固定扣

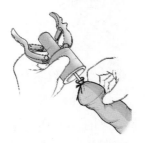

图 1-2-9　旋紧旋钮并压紧包皮

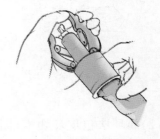

图 1-2-10　吻合器行包皮切割闭合

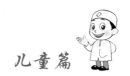

（四）包皮术后的注意事项

包皮术后早期要注意防止出血和血肿形成,后期要预防伤口感染和裂开等。①术后局部用弹力绷带包扎防止出血,注意观察龟头色泽和排尿情况;②隔日伤口换药,观察伤口情况,选择包扎或暴露疗法;③术后1周可冲洗淋浴;④吻合钉在术后2~4周自行脱落,暴露疗法更有利于脱钉;⑤禁欲1个月以上或遵医嘱。

（五）包皮切除术的禁忌证

隐匿阴茎、尿道下裂、小阴茎等不宜选择单纯的包皮环切术,否则会导致包皮缺失,加重自身疾病,影响日后治疗。

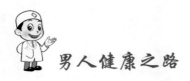

三、小阴茎——丁丁太小怎么办

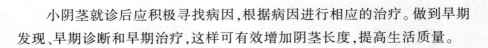

家长：我家孩子的生殖器特别小，之前也没在意。现在孩子老不跟其他同学一起上厕所，这都出现心理问题了。我到底该咋办呢，医生？

医生：这是小阴茎，不必着急，首先做检查寻找可能的致病因素，药物治疗可以增加阴茎长度。

小阴茎就诊后应积极寻找病因，根据病因进行相应的治疗。做到早期发现、早期诊断和早期治疗，这样可有效增加阴茎长度，提高生活质量。

（一）正确理解小阴茎

小阴茎（图 1-3-1）是指阴茎长度较同龄人小。一般新生儿阴茎平均长 3.75cm，而小阴茎仅长 1cm。更加严谨的表述为：小阴茎是阴茎牵拉长度（stretched penile length，SPL）小于相同年龄、正常性发育状态人群的阴茎长度平均值 2.5 标准差以上者。

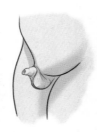

图 1-3-1　小阴茎

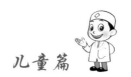

小阴茎常伴发阴囊、睾丸发育不良或睾丸缺如等,多见于性腺功能减退、两性畸形、垂体功能减退及松果体功能不全等。

表 1-3-1 不同年龄段男性正常 SPL 及-2.5 标准差

年龄	均值±标准差(cm)	均值-2.5 标准差(cm)
新生儿,孕 30 周	2.5±0.4	1.5
新生儿,孕 34 周	3.0±0.4	2.0
0~5 个月	3.9±0.8	1.9
6~12 个月	4.3±0.8	2.3
1~2 岁	4.7±0.8	2.6
2~3 岁	5.1±0.9	2.9
3~4 岁	5.5±0.9	3.3
4~5 岁	5.7±0.9	3.5
5~6 岁	6.0±0.9	3.8
6~7 岁	6.1±0.9	3.9
7~8 岁	6.2±1.0	3.7
8~9 岁	6.3±1.0	3.8
9~10 岁	6.3±1.0	3.8
10~11 岁	6.4±1.1	3.7
成年	13.3±1.6	9.3

(二)测量阴茎牵拉长度的正确方法

正确测量阴茎长度是诊断小阴茎的基础,测量 SPL 是在室温≥18℃下进行,患者取站立位或卧位,检查者手提捏阴茎,向外牵拉至最大长度,然后用硬质直尺抵住耻骨联合,测量生殖器远端到阴茎根部的距离,不包括包皮长度(图 1-3-2)。

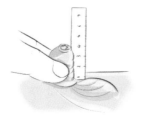

图 1-3-2 正确测量 SPL 的方法,SPL=4cm

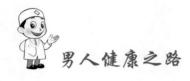

(三)小阴茎的常见病因

小阴茎可能与性腺轴异常、内分泌异常、染色体或基因异常等有关，部分原因不明确者称为特发性小阴茎。

小阴茎临床常见的病因包括性腺功能减退、先天性甲状腺功能减退、肾上腺皮质增生症、卡尔曼综合征、雄激素不敏感综合征，等等。

(四)小阴茎的诊断要点

家长要学会通过一些基本的指标判断孩子的发育是否正常，如身高、体重、第二性征发育(胡须、腋毛、阴毛)、智力水平等(表 1-3-2)。如果上述情况发现异常，及时带孩子到医院就诊。

表 1-3-2　男孩性发育过程和平均年龄

年龄(岁)	发育情况
10~11	睾丸开始发育
11~12	阴囊变红色泽加深，阴茎发育
12~13	前列腺开始发育，阴毛生长
13~14	睾丸和阴茎迅速生长
14~15	长出腋毛，生痤疮，变声，遗精
15~16	精子成熟
16~18	骨骼发育停止

医生对来诊患儿要详细地询问病史，进行专业的查体及相关辅助检查，以明确是否存在问题。

(1)病史及体格检查：记录就诊时身高、体重、年龄、骨龄、SPL、第二性征发育情况，询问患儿家族史、生长发育史、智力水平、腮腺炎性睾丸炎史、用药史、嗅觉等，检查胡须、腋毛、阴毛、睾丸、阴囊、阴茎及乳房发育情况。

(2)实验室检查：根据询问病史或者体格检查中所发现的问题，进行相应的内分泌、染色体及相关基因的检查。

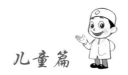

（3）影像学检查：盆腔 B 超，可了解内生殖器官结构；肾上腺 CT，可了解有无肾上腺皮质增生、肿瘤病变等；垂体 MR，可发现垂体有无结构异常病变，如垂体柄发育不良综合征、垂体瘤等。

（五）小阴茎的鉴别诊断

小阴茎常常被误诊或漏诊，阴茎牵拉长度测量错误、阴茎长度标准知识缺乏、查体不仔细是造成漏诊、误诊的主要原因。小阴茎主要与隐匿阴茎相鉴别；肥胖儿童阴茎常常埋藏于皮下组织中，用手按压阴茎根部后，阴茎显露良好，又称为埋藏阴茎（图 1-3-3），SPL 正常，锻炼减肥即可；因皮肤或肉膜发育不良导致的隐匿阴茎，是一种阴茎体发育正常、阴茎体隐匿在耻骨上脂肪垫的一种疾病，常常需要手术治疗。

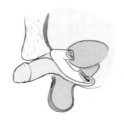

图 1-3-3　埋藏阴茎

（六）小阴茎的治疗

小阴茎治疗采取个体化原则，模拟青春期发育，减少器官干预。治疗时应重视阴茎长度的测量，改善患儿第二性征的发育情况，维持正常的性功能和站立排尿功能。

（1）治疗时机的选择：关于干预年龄，以往多建议在 12~13 岁到达青春期后开始进行，现认为应早期出现、早期诊断、早期治疗，使小阴茎在青春期前或青春期得到纠正，可减少成长过程中因小阴茎造成的身心双重不良影响。

（2）内分泌治疗：内分泌治疗是改善小阴茎的主要方法，应在精确测

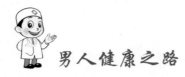

量 SPL 的基础上进行治疗。目前主要有以下几种治疗方法:GnRH 脉冲治疗、促性腺激素(hCG、hMG)及雄激素替代或补充治疗。

临床常用睾酮补充治疗,推荐十一酸睾酮胶丸 40~80mg,每日 2 次,餐中口服,一般疗程用药 2~3 个月,阴茎长度可以达到同年龄段男童平均 SPL 以上。

(3)手术治疗:手术适用于药物治疗效果不佳或无效者,小阴茎患儿慎重选择手术治疗,目前大多数学者认为成年后小阴茎(SPL≤9cm)可选择手术治疗。

(七)随访

小阴茎患儿用药期间每月复诊,观察第二性征发育情况,测量 SPL 和睾丸体积,监测生殖激素水平,适时调整用药剂量或治疗方案,待阴茎达到满意长度停药观察。

青春期小阴茎患儿临床干预前,务必关注就诊时患儿的身高水平,因睾酮升高转化为雌二醇水平相应升高,后者有促使骨龄过早闭合作用,影响患儿身高。如雌激素明显升高和/或骨龄提前者(>1 岁)可联合来曲唑治疗,后者降低雌二醇对骨骼的促进作用,延迟骨龄发育;如小阴茎患儿合并矮小症(表 1-3-3:身高低于同龄、同性别儿童 2 个标准差以上者),首先明确矮小症病因,并补充生长激素治疗矮小症,待患儿身高欠缺纠正后再治疗小阴茎。

表 1-3-3　0~18 岁男童身高体重百分位数表

年龄(岁)	体重(kg)			身高(cm)		
	P3	P50	P97	P3	P50	P97
0.0	2.62	3.32	4.12	47.1	50.4	53.8
0.5	6.80	8.41	10.37	64.0	68.4	73.0
1.0	8.16	10.05	12.37	71.5	76.5	81.8
1.5	9.19	11.29	13.90	76.9	82.7	88.7
2.0	10.22	12.54	15.47	82.1	88.5	95.3

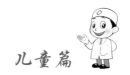

儿童篇

（续表）

年龄（岁）	体重（kg）			身高（cm）		
	P3	P50	P97	P3	P50	P97
2.5	11.11	13.64	13.83	86.4	93.3	100.5
3.0	11.94	14.65	18.12	89.7	96.8	104.1
3.5	12.73	15.63	19.38	93.4	100.6	108.1
4.0	13.52	16.64	20.71	96.7	104.1	111.8
4.5	14.37	17.75	22.24	100.0	107.7	115.7
5.0	15.62	18.98	24.00	103.3	113.3	119.6
5.5	16.09	20.18	25.81	106.4	114.7	123.3
6.0	168.0	21.26	27.55	109.1	117.7	126.6
6.5	17.53	22.45	29.57	111.7	120.7	129.9
7.0	18.48	24.06	32.41	114.6	124.0	133.7
7.5	19.43	25.72	23.45	117.4	127.1	137.2
8.0	20.32	27.33	38.49	119.9	130.0	140.4
8.5	21.18	28.91	41.49	122.3	132.7	143.6
9.0	22.04	30.46	44.35	124.6	135.4	146.5
9.5	22.95	32.09	47.24	126.7	137.9	149.4
10.0	23.89	33.74	50.01	128.7	140.2	152.0
10.5	24.96	35.58	52.93	130.7	142.6	154.9
11.0	26.21	37.69	56.07	132.9	145.3	158.1
11.5	27.59	39.98	59.40	135.3	148.4	161.7
12.0	29.09	42.49	63.04	138.1	151.9	166.0
12.5	30.74	45.13	66.81	141.1	155.6	170.2
13.0	32.82	48.08	70.83	145.0	159.5	174.2
13.5	35.03	50.85	74.33	148.8	163.0	177.2

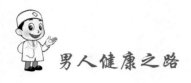

男人健康之路

（续表）

年龄（岁）	体重（kg）			身高（cm）		
	P3	P50	P97	P3	P50	P97
14.0	37.36	53.37	77.20	152.3	165.9	179.4
14.5	39.53	55.43	79.24	155.3	168.2	181.0
15.0	41.43	57.08	80.60	157.5	169.8	182.0
15.5	43.05	58.39	81.49	159.1	171.0	182.8
16.0	44.28	59.35	82.05	159.9	171.6	183.2
16.5	45.30	60.12	82.44	160.5	172.1	183.5
17.0	46.04	60.48	82.70	160.9	172.3	183.7
17.5	46.61	61.10	82.88	161.1	172.5	183.9
18.0	47.01	61.40	83.00	161.3	172.7	183.9

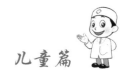

四、隐匿阴茎——难识丁丁真面目

家长:我家孩子生殖器看起来特别小,有时尿尿也受影响。这是怎么回事?需要做手术吗?

医生:孩子阴茎发育正常,但不能显露,所以看起来特别小。这属于隐匿阴茎,建议手术治疗。

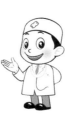

(一)隐匿阴茎定义

隐匿阴茎是一种阴茎体发育正常、阴茎埋藏于耻骨上脂肪垫的一种疾病。在阴茎疲软时,其外形常呈鸟嘴样(图1-4-1),形似小阴茎,常合并包茎及阴阜周围皮下脂肪堆积,可伴有排尿困难、尿潴留、泌尿系统感染、阴茎勃起痛、性交困难及性心理障碍等问题。

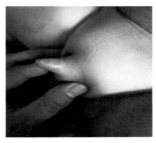

图1-4-1　隐匿阴茎外观呈鸟嘴样

(二)隐匿阴茎分型

肉膜发育异常所致隐匿称为先天性隐匿阴茎;而后天性脂肪垫堆

积导致隐匿称为后天性隐匿阴茎,也称为埋藏阴茎。根据隐匿程度分为完全型和部分型,完全型应该行手术矫治,部分型可能会随着年龄的增长而逐渐好转或自行缓解。根据其解剖形态学特点将隐匿阴茎分为以下3型:Ⅰ型轻度,部分隐匿型;Ⅱ型中度,阴茎头型;Ⅲ型重度,皮丘型(表1-4-1)。

表1-4-1 隐匿阴茎分型

分型	阴茎外观	图片实例
Ⅰ型	阴茎少部分隐匿于皮下,在锥状皮丘内可见阴茎头及部分阴茎体突出,排除包茎及小阴茎者	
Ⅱ型	阴茎大部分隐匿于皮下,牵拉阴茎头,阴茎体大部分能外露,但松开后很快回缩者	
Ⅲ型	阴茎完全隐匿于皮下,阴茎处仅见锥形皮丘,无阴茎显露,腹壁皮肤平面仅能扪及包皮者	

(三)隐匿阴茎诊断

隐匿阴茎诊断较易,主要关注以下几点:①阴茎外观短小;②阴茎体发育正常,测量阴茎牵拉长度满意;③向后推挤阴茎根的皮肤,可见正常的阴茎体外露,松开后阴茎体迅速回缩(图1-4-2);④排除其他阴茎畸形,如尿道下裂或上裂,特发性小阴茎等。

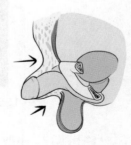

图1-4-2 向后推挤阴茎根的皮肤,阴茎体显露

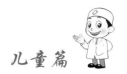

(四)隐匿阴茎的鉴别诊断

隐匿阴茎在鉴别诊断中的重点应该是与埋藏阴茎、蹼状阴茎、束缚阴茎和小阴茎相鉴别。

(1)埋藏阴茎:肥胖引起耻骨前脂肪堆积造成阴茎显露不良而导致的埋藏阴茎(图 1-4-3),先行减肥控制体重。

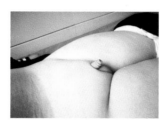

图 1-4-3　埋藏阴茎实例

(2)蹼状阴茎:是阴茎腹侧包皮与阴囊中缝呈蹼状连接,失去了阴茎阴囊角的阴茎显露异常(图 1-4-4)。

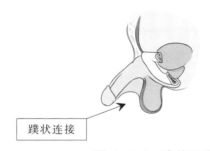

蹼状连接

图 1-4-4　蹼状阴茎

(3)束缚阴茎:是指包皮环切手术后包皮口瘢痕挛缩,限制了阴茎伸展,属于医源性阴茎显露不良。

(4)小阴茎:阴茎长度小于同龄正常性发育状态人群阴茎长度的 2.5 个标准差或以上者(图 1-4-5)。

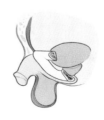

图 1-4-5　小阴茎

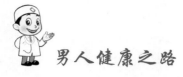

（5）尿道下裂：隐匿阴茎常伴有尿道下裂，尤其是远端龟头型（图1-4-6），就诊时务必细心关注。

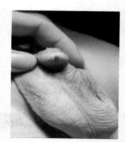

图1-4-6　尿道下裂远端龟头型

（五）隐匿阴茎如何治疗

隐匿阴茎的治疗是在明确诊断和分型的基础上，充分评估患儿病情，针对患儿产生隐匿阴茎的病因及临床分型，制订相对应的治疗方案。目前，大多数学者认为隐匿阴茎的手术治疗是必要的，但应该严格控制手术指征。

1.治疗时机的选择

隐匿阴茎的手术与否以及治疗时机的选择尚存在争议。多数学者认为发现隐匿阴茎应及时选择手术治疗，手术指征主要是根据疾病对患儿身心造成的影响和家长的治疗意愿来决定。手术的目的是改善阴茎外观，减少隐匿阴茎对患儿的身心不良影响。

2.隐匿阴茎的手术指征

（1）包皮外口严重狭窄，经保守治疗无效。

（2）阴茎外观短小，阴茎体发育正常。

（3）影响患儿站立排尿或反复发炎感染。

（4）对患儿及家属造成心理不良影响。

3.手术治疗

隐匿阴茎矫治的基本目标是充分松解阴茎体，恢复阴茎体自然长度，防止阴茎体回缩，恢复阴茎阴囊角，有效利用包皮对阴茎体覆盖，要使成形后的阴茎外观接近包皮环切术后的形态。

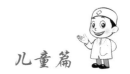

4.手术方式

隐匿阴茎矫形手术方式较多，各有优势，如 Devine 术、Shiraki 术、Johnston 术、Brisson 术和 Sugita 术等。我们应用阴囊入路隐匿阴茎成型术，手术操作简单，创伤小，处理异常的肉膜组织及纤维条索彻底，阴茎体外观显露更满意，阴茎长度延长效果显著(图 1-4-7，图 1-4-8)。

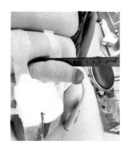

图 1-4-7　术后 SPL11cm

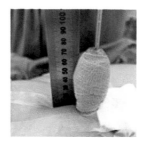

图 1-4-8　术后 SPL7.5cm

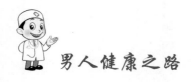

五、尿道下裂——先天不足手术补

家长:医生,我儿子总是尿湿裤子,最近我发现他尿道口跟别家小孩子不一样。这是怎么回事?

医生:这是尿道下裂,尿道开口异常导致孩子站立排尿时尿湿裤子。这种情况应该做手术。

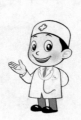

(一)形成尿道下裂的高危因素

尿道下裂是先天性泌尿生殖系统畸形常见疾病(图1-5-1),其病因尚未完全明确,大约20%的尿道下裂患儿可以找到病因且主要集中在相对严重者,尿道下裂是多基因、多因素综合作用的结果,有研究发现与以下高危因素有关。

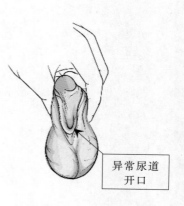

异常尿道开口

图1-5-1 尿道下裂

（1）胎儿雄激素产生不足或雄激素不敏感。

（2）存在家族聚集性、有尿道下裂家族史的人群。

（3）母亲使用药物、孕期接触激素或某些化学毒物,如多氯联苯、二噁英、邻苯二甲酸、杀虫剂等。

（4）高龄产妇、早产儿、低体重儿。

（5）基因突变等。

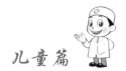

(二)尿道下裂的分型

根据尿道外口所在位置的不同,将尿道下裂分为远端型、中端型和近端型(前、后)尿道下裂(图1-5-2)。

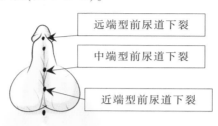

远端型前尿道下裂

中端型前尿道下裂

近端型前尿道下裂

图1-5-2 尿道下裂分型

(1)远端型前尿道下裂:尿道外口位于龟头或阴茎远端,多呈裂隙状,一般仅伴有轻度阴茎弯曲,不影响性生活及生育功能,是最常见的尿道下裂类型(图1-5-3)。

(2)中端型尿道下裂:尿道口位于阴茎体部下方腹侧,尿道外口可位于冠状沟到阴囊阴茎交接处之间的任何位置,常伴有阴茎下弯(图1-5-4)。

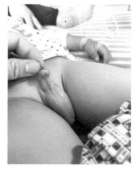

图1-5-3 远端型前尿道下裂实例

(3)近端型后尿道下裂:尿道口位于阴茎阴囊交界部或会阴,常伴有阴囊分裂,阴茎发育不良并严重向下弯曲,严重者阴茎短小、弯曲并被包皮和阴囊遮盖,外生殖器酷似女性(1-5-5)。

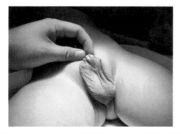

图1-5-4 中端型尿道下裂实例

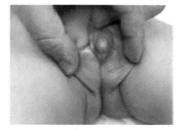

图1-5-5 近端型后尿道下裂实例

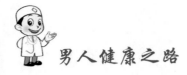

（三）尿道下裂的临床表现

典型临床表现为尿道口开口位置异常，尿流异常，容易尿湿衣裤，甚至被迫蹲下排尿，常伴有阴茎向下弯曲；部分患者表现为包皮在阴茎头部背侧呈帽状堆积，阴茎阴囊转位、阴囊裂开状；亦有伴发睾丸下降不全、睾丸鞘膜积液、腹股沟斜疝，少数患者可合并肛门直肠畸形。

（四）尿道下裂的治疗

尿道口接近阴茎顶端、阴茎形态和功能完好的患者无须手术治疗，除此之外，大部分情况均需要治疗。手术是尿道下裂主要的治疗方法。

1.尿道下裂的手术时机

目前建议尽早手术，有学者推荐首次手术时间为出生后 6~18 个月，最迟应在学龄前进行，主要是此期间患儿阴茎发育缓慢，心理不良影响轻微。

2.尿道下裂的手术方式

手术包括阴茎弯曲矫正和尿道成型，尿道外口和阴茎头部的重建，以及阴茎体皮肤覆盖，以期尽可能恢复阴茎正常外形。

尿道下裂多可通过一期修复完成，但对于阴囊型或会阴型尿道下裂，严重阴茎弯曲及小阴茎者往往需要二期尿道成型术。

（五）尿道下裂的次生危害

除了排尿以及阴茎外形的异常之外，尿道下裂对患儿造成的更大伤害是心理上的创伤。轻度尿道下裂对于大部分患儿来说尚可接受，而对于那些重型的患儿来说，他们每日都要面对被迫的蹲式排尿，每当看到自己异样的"小鸡鸡"，内心的自卑感油然而起。随着年龄的增长，本应具备的"爷们儿气概"也颇受打击！

家长要特别关注孩子的心理变化，直面困境，及早就医，家长要多与孩子沟通交流，帮助孩子增强男子汉气魄，树立正确的价值观，这比单纯治疗疾病的意义更大。

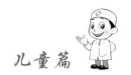

六、隐睾症——"宝贝"到底去了哪

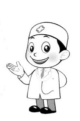

家长:大夫,我最近发现儿子只有一侧睾丸,另一个哪去了?这是怎么回事啊?

医生:这是隐睾。正常男孩阴囊内都可以触到两个,若只发现一个,则应尽早到医院检查治疗(图1-6-1)。

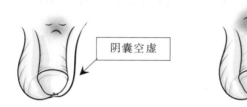

阴囊空虚

图 1-6-1 "哥俩"都在才开心

胚胎28周前睾丸穿过腹股沟管,随着睾丸索状引带开始退化,到出生时睾丸可降至阴囊底。绝大多数出生时未完全下降的睾丸在出生后12周内可降至阴囊内(图1-6-2)。

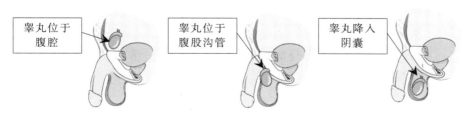

睾丸位于腹腔　睾丸位于腹股沟管　睾丸降入阴囊

图 1-6-2 睾丸下降示意图

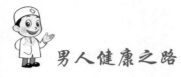

（一）隐睾症

隐睾症是指婴儿出生时一侧或双侧睾丸未降入阴囊而停留在睾丸下降途径中的某一个部位，如腹膜后、腹股沟管等处（图1-6-3）。大部分隐睾会在出生后3个月内自行下降，而在出生后6个月睾丸继续下降的机会明显减少。

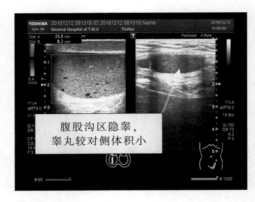

图1-6-3　腹股沟区隐睾超声检查

（二）影响睾丸下降的因素

（1）遗传因素：隐睾具有遗传倾向性，家族中发病率接近14%。

（2）内分泌因素：睾丸下降过程与睾酮和双氢睾酮水平密切相关，睾酮与雄激素受体蛋白结合，促使睾丸下降，性腺轴紊乱、睾酮缺乏常常诱发隐睾。

（3）解剖因素：睾丸引带缺如或收缩不良，导致睾丸不能降入阴囊。隐睾者鞘状突多终止于耻骨结节或阴囊上方，异常的引带残余及筋膜覆盖阻止睾丸下降。

（4）其他因素：睾丸本身缺陷，如精索血管或输精管先天发育过短、睾丸与附睾分离、附睾缺如等，也可阻碍睾丸下降。

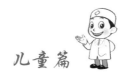

(三)隐睾症的危害

(1)男性不育:如果隐睾症手术不及时,成年后精液容易出现精子数量减少,精子畸形率增高,严重者甚至无精子,自然受孕难度大(图1-6-4)。

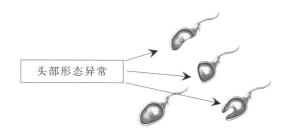

图1-6-4 精子畸形率增加

(2)隐睾恶变:正常睾丸位于阴囊内,与腹腔内环境不同,异位的睾丸,往往会因周围环境温度偏高、理化因素等影响,增加恶变风险。

(3)睾丸扭转:隐睾症引发睾丸扭转的概率是正常阴囊内睾丸发生扭转概率的10倍。腹股沟管隐睾扭转表现为腹股沟管或大腿根部红肿疼痛,伴有同侧阴囊空虚。腹腔内睾丸发生扭转可表现为急腹症,腹腔探查便于诊断和治疗。

(4)睾丸损伤:腹股沟管内的隐睾,往往在耻骨受到挤压后,其发生钝性创伤的可能性升高。

(四)诊断与鉴别诊断

通过询问病史、体格检查及必要的辅助检查,很容易确诊隐睾症。做出诊断后,还应了解以下关于隐睾症的鉴别诊断。

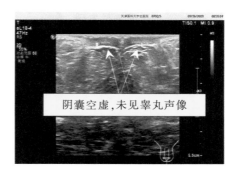

阴囊空虚,未见睾丸声像

(1)无睾症:体检及影像学检查均未发现睾丸(图1-6-5)。

(2)睾丸回缩:在寒冷等刺激作

图1-6-5 空虚的阴囊

男人健康之路

用下,提睾肌发生强烈反射,睾丸回缩到腹股沟管内;待温度恢复后,睾丸可自行复位。

(3)睾丸异位:睾丸已出腹股沟管外环,但未进入阴囊,而在正常下降通路之外,位于浅表腹股沟凹陷、会阴部、股管、耻骨上区,极少数患者的睾丸位于对侧阴囊内。

(五)治疗方法

原则上发现隐睾应尽早行隐睾下降固定术,疑似恶变者建议隐睾切除术。目前随着研究的深入,关于隐睾治疗时间的界限划分有些不同,大致可分为以下几个时间段。

0~6个月:观察等待。

6个月~1岁:激素治疗,人绒毛膜促性腺激素(hCG)、促性腺激素释放激素(GnRH),药物促进隐睾下降概率低于20%。

1~1.5岁或以上:腹腔镜下或开放隐睾下降固定术。

(六)预后

隐睾越早发现,越早手术,预后越好。隐睾体积较小、质地较软,较对侧睾丸结构和功能差。随年龄增长,差异逐渐明显,延误手术可能会增加隐睾恶变风险,影响男性生育力。

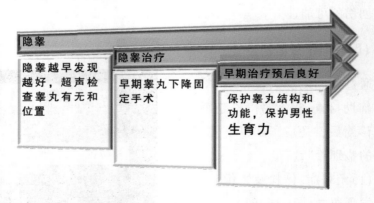

图1-6-6 早发现、早处理,预后好

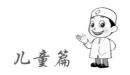

七、睾丸扭转——下体肿痛要早看

家长： 我家儿子昨天半夜睾丸突然特别疼，而且下边也肿了。请问大夫，这是怎么回事啊？

医生： 突发睾丸剧烈疼痛，要想到睾丸扭转的可能，及早到医院就诊。

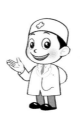

睾丸扭转儿童常见，要引起足够的重视并及时就医。耽误最佳治疗时机的话，"蛋蛋"容易发生坏死，从而影响男性生育能力。

（一）什么是睾丸扭转

睾丸顺精索纵轴旋转（图1-7-1），使其血流供应受阻、减少或中断，引起睾丸缺血、坏死，睾丸萎缩，称为睾丸扭转或精索扭转。睾丸扭转是常见的泌尿外科疾病。

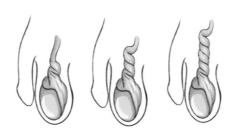

图1-7-1 睾丸扭转模式图

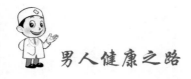

（二）睾丸扭转的发病率

各个年龄段男性均可发生睾丸扭转，新生儿的发病率约为 1/7500，25 岁以下者的发病率约为 1/4000，其中 50% 见于 12~18 岁的男性。研究发现，81% 的睾丸扭转发生时气温低于 15℃，春冬季的发病率高于夏秋季。

睾丸扭转容易发生漏诊和误诊，有相当一部分睾丸扭转被误诊为急性睾丸炎或附睾炎，因此实际发病率可能更高。因本病延误诊治严重影响男性生育能力，故要特别重视临床诊断与鉴别诊断。

（三）睾丸扭转的临床表现

睾丸扭转典型临床表现是突然发生患侧睾丸剧烈疼痛，少数疼痛为逐渐发生。疼痛部位可仅局限在阴囊，疼痛也可向同侧腹股沟及下腹部放射，可伴有恶心、呕吐或低热。部分睾丸扭转可自行复位，对既往有急性阴囊疼痛病史的患者，也要想到睾丸扭转可能。

发病早期阴囊皮肤可以无明显改变，随着时间推移，阴囊皮肤可以出现红肿。患侧睾丸附睾肿大，触痛明显，托起患侧阴囊睾丸因扭转程度加重诱发疼痛明显加剧，称为睾丸抬举试验阳性，有助于辅助诊断睾丸扭转。

隐睾扭转的首发症状仍是疼痛，但是疼痛出现在腹股沟管或下腹部，即隐睾所在的位置最明显，沿精索产生放射痛，可伴有恶心、呕吐。

（四）睾丸扭转的产生机制

睾丸扭转可发生在正常位置的睾丸，也可发生于隐睾，主要与解剖异常有关。睾丸扭转大多数是由外侧向中线旋转（图 1-7-2），如左侧逆时针旋转，右侧顺时针旋转，扭转程度多为 180°~360°，最大可达 900°。

睾丸扭转大多数无任何征兆，常在睡眠中突然发病，占 60%~70%。睡眠中迷走神经兴奋、阴茎勃起伴随提睾肌收缩、睾丸位置上移等造成有潜在发育异常的睾丸发生扭转，剧烈活动或性交也是常见诱因，这可能与提睾肌的剧烈收缩有关。

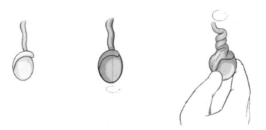

图 1-7-2　左侧睾丸扭转的形式及扭转程度模式图

（五）睾丸扭转的危害

睾丸扭转首先引起静脉受压回流障碍,随着病程进展,进一步引起动脉供血障碍,最终导致睾丸缺血坏死(图 1-7-3,图 1-7-4)。睾丸损害的程度与扭转的角度及持续的时间有关;睾丸扭转的角度越大,缺血越严重,挽救的成功率越低;睾丸扭转缺血时间越长,损伤往往不可逆。若睾丸扭转超过 360°且时间超过 24 小时,保留睾丸的概率几乎为零。

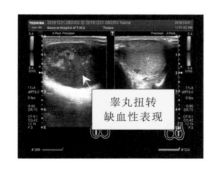

睾丸扭转
缺血性表现

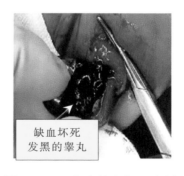

缺血坏死
发黑的睾丸

图 1-7-3　睾丸扭转超声缺血表现　　图 1-7-4　睾丸缺血坏死实例

（六）睾丸扭转的诊断

单纯依靠病史及查体,睾丸扭转诊断符合率仅为 50%。睾丸扭转最为有效的辅助检查是彩色多普勒超声,超声显示睾丸血流减少或消失(图 1-7-5),可以通过实时血流检查了解病变睾丸情况。CT 及 MR 对睾丸扭转的诊断没有意义。

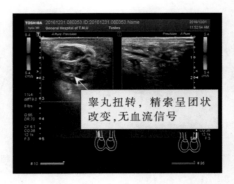

图1-7-5　超声显示睾丸扭转后血流明显减少

(七)睾丸扭转的鉴别诊断

(1)急性睾丸附睾炎:睾丸附睾炎超声显示睾丸血流增多,而睾丸扭转病变超声显示睾丸血流减少或消失。

(2)睾丸附件扭转(图1-7-6):睾丸附件扭转是引起急性阴囊疼痛的另一类疾病。病变阴囊皮肤轻度红肿,睾丸压痛但无明显肿大,通过超声可发现睾丸附件扭转,而睾丸血流正常。

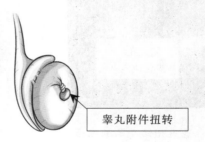

图1-7-6　睾丸附件扭转

(3)嵌顿疝:腹股沟可复性肿物病史,阴囊内包块明显增大伴有疼痛且不能回纳,伴有剧烈疼痛和明显触痛,嵌顿疝的内容物为肠袢,还可伴有腹痛、恶心、呕吐、便秘、腹胀等肠梗阻症状。

(4)输尿管结石:输尿管结石多突然发病,疼痛较剧烈,疼痛向下腹部及外生殖器放射,伴有肉眼可见的血尿或排尿异常,通过超声或CT发

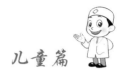
现输尿管结石。

(5)急性阑尾炎:转移性右下腹疼痛,右下腹麦氏点固定压痛,血常规白细胞升高,伴有发热,阑尾炎加重或穿孔可出现腹膜刺激征。

(八)睾丸扭转的治疗

睾丸扭转一旦确诊,应立即手术治疗。治疗的目的是睾丸复位并固定,恢复睾丸供血。

手术复位应力争在睾丸扭转发生的 6 小时内完成,手术越早,睾丸挽救成功率越高。新生儿多发生鞘膜外扭转,应直接进行手术复位固定。疑似睾丸扭转者,应尽早手术探查,复位后观察睾丸血流恢复的情况;若睾丸血流恢复,行睾丸固定术;若睾丸血流不恢复,则行睾丸切除术(图 1-7-7 至图 1-7-9)。

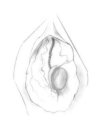
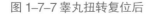
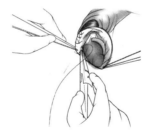
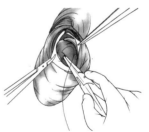

图 1-7-7 睾丸扭转复位后　　图 1-7-8　睾丸固定　　图 1-7-9　逐层缝合

睾丸扭转的解剖缺陷,双侧通常是一致的,手术中须探查对侧睾丸并一期进行固定,尤其是患侧睾丸已被切除者。

(九)睾丸扭转治疗后注意事项

睾丸扭转不仅影响患侧睾丸,对正常睾丸也可能存在潜在影响,应该长期关注睾丸大小、性激素水平、性功能及生精功能,防止男性生育力下降或丧失。

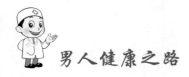
八、睾丸附件扭转
——"宝贝"安好莫着急

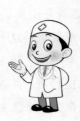

家长:我家孩子确诊了睾丸附件扭转。这个病需要做手术吗?

医生:睾丸附件扭转影响不大,一般情况下不需要手术,但对睾丸血流减少也有手术治疗的可能。

(一)睾丸附件扭转

睾丸附件是副肾中管残留物(图 1-8-1),附睾附件是中肾管残留物,在青春期由于激素作用体积变大,容易绕其细小的脉管蒂而发生扭转。

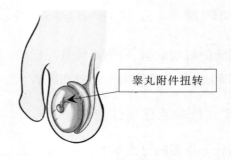

睾丸附件扭转

图 1-8-1 睾丸附件扭转

(二)睾丸附件扭转临床表现

睾丸附件扭转多见于儿童,临床表现差异很大,从轻微的阴囊不适

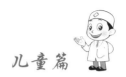

到急性剧烈的疼痛不等。

睾丸附件扭转重点要与附睾炎相鉴别。睾丸附件扭转发病的早期可表现为一侧"蛋蛋"疼痛,并可触及有触痛的结节,坏死的附件可以通过在阴囊皮肤上表现为"蓝点征"而被发现。随着炎症进展,阴囊红肿加重。患儿提睾反射可以存在,睾丸活动度良好,彩色多普勒提示睾丸血流正常,超声可发现肿胀的睾丸附件。经验不足的医生常误诊为"附睾炎",事实上并不存在病原菌感染。

(三)睾丸附件扭转诊断

睾丸附件扭转通过询问病史、体格检查和辅助检查可明确诊断,超声多普勒检查可以发现病变的睾丸附件,同时可以观察两侧睾丸血流变化并进行对比分析,为本病确诊提供可靠的依据(图1-8-2)。

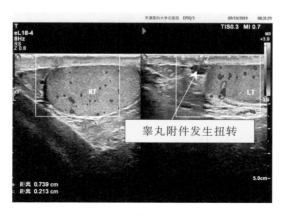

图1-8-2　睾丸附件扭转

(四)睾丸附件扭转治疗

(1)非手术治疗:适用于绝大多数的患儿,一般治疗包括卧床休息,使用非甾体类抗炎药对症止痛治疗,联合应用广谱抗生素预防感染,多数患儿病情可以缓解。

(2)手术治疗:怀疑有睾丸扭转或睾丸附件炎症无法自然消退,手术治疗是必要的,选择睾丸扭转复位术或睾丸附件切除术(图1-8-3,图1-8-4)。

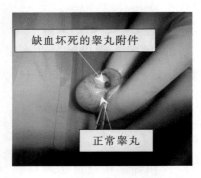

缺血坏死的睾丸附件

正常睾丸

图 1-8-3 睾丸附件扭转实例(1)

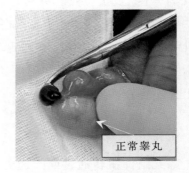

正常睾丸

图 1-8-4 睾丸附件扭转实例(2)

扫码领取

◆ 健康问答—有问必答
◆ 知识科普—健康养生
◆ 健康管理大讲堂—名师讲授

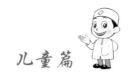

九、青春期发育——早熟晚熟都不妙

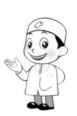

家长：大夫，我家孩子比别的孩子发育慢，这是怎么回事呀？该怎么处理呀？

医生：孩子从出生到发育成人，青春期最为关键，发现问题要尽早治疗，包括身高和性发育异常。

睾丸分化基因(SRY)是决定性别的重要因素之一，外生殖器分化由雄激素决定。青春期发育包括了生殖功能、躯体器官和精神心理等方面的重大变化，是男孩成长为男人的重要过程(图1-9-1，图1-9-2)。男孩常见青春期发育迟缓，表现在为生殖器发育不良、第二性征不明显，成年后的表现主要为性腺功能减退，伴有勃起功能障碍和男性不育等，严重影响男性身心健康。

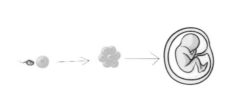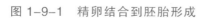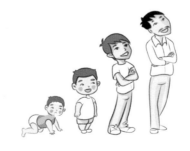

图1-9-1　精卵结合到胚胎形成　　图1-9-2　婴幼儿到青春期发育成熟

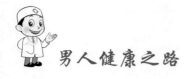
男人健康之路

（一）男性青春期发育

下丘脑性腺调节中枢的敏感性下降,导致促性腺激素和性激素的分泌增加,达到更高水平上的负反馈平衡。下丘脑 GnRH 神经元活化促使垂体分泌促性腺激素,致使性腺发育成熟;性腺分泌性激素,使附属性腺及第二性征发育(图 1-9-3)。

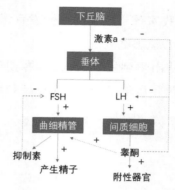

图 1-9-3　下丘脑—垂体—睾丸轴

1.青春期发育的标志

肾上腺皮质网状带雄性激素在青春期开始前 1~2 年(在 9~10 岁时)显著增高,肾上腺分泌的雄激素与阴毛和腋毛的生长有关。

(1)青春期发育的启动标志如下。

内在因素:随着 GnRH 脉冲分泌峰(每 90 分钟)的出现,LH 和 FSH(增高更明显)亦出现和 GnRH 同步的分泌脉冲。

外在表现:阴囊增大,睾丸增大(长径超过 2.5cm 或容积大于 4ml)(图 1-9-4)。

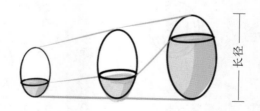

图 1-9-4　睾丸发育模式图

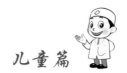

(2)阴毛的发育分级如下(图1-9-5)。

1期:无阴毛生长。

2期:阴茎根部有少数着色不深的毛。

3期:毛色变黑、变粗,扩展至耻骨联合处。

4期:毛的特征和成人相同,但是覆盖的面积较小,尚未扩展至股内侧面。

5期:毛的分布为三角形,向下已扩展至股内侧面。

(3)外生殖器的发育分级如下(图1-9-5)。

1期:青春期前状态。

2期:睾丸开始长大,长径大于2.5cm,阴囊增大,肤色变红。

3期:阴茎开始生长,增大增粗,睾丸和阴囊进一步生长。

4期:阴茎头开始发育,阴茎、睾丸、阴囊进一步生长,阴囊皮肤有皱褶,色素加深。

5期:生殖器的大小和形态如成人。

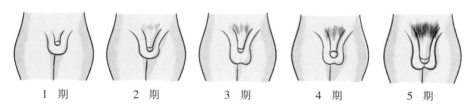

1期　　2期　　3期　　4期　　5期

图1-9-5　阴毛与外生殖器的发育分级

2.精液的产生与精子成熟

青春期发育伴随睾酮水平上升,附睾、输精管、前列腺及精囊腺结构逐渐发育(图1-9-6),首次射精出现于青春期启动后12个月(10~12岁),精液量少,多不含精子,随着青春期进展,精液质量提高,首次射精后24个月,精液质量可达到成人水平。

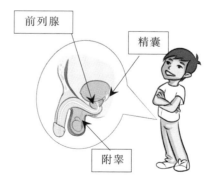

图1-9-6　附属性腺开始发育

3.身高的骤长因素

青春期前身高发育依赖于生长激素,青春期启动后身高生长开始加速,大约2年后开始出现骤长(图1-9-7),在G4期(16岁左右)达到最高生长速度(平均10cm/年),身高骤长的动力是雄激素,同时还需要适量的甲状腺激素和肾上腺皮质激素。

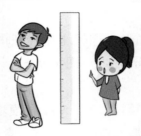

图1-9-7 青春期启动后身高骤长

(二)青春期发育异常

青春期发育异常主要表现为发育迟缓和性早熟。

青春期延迟是指男孩14岁后,睾丸长径< 2.5cm 或体积< 4ml,阴毛未现;而性早熟是指男孩9岁之前,睾丸体积>4ml,或阴毛发育。男孩常见青春期发育迟缓,女孩多见性早熟。

1.病因

青春期发育迟缓原因分为生理性和病理性发育迟缓。

(1)生理性:体质性青春期发育延迟是青春期延迟最常见的原因,主要是启动晚,大多数仅延迟2~3年,最终都可自主地完成青春期发育,其病理生理基础是GnRH脉冲式分泌增高的延迟,多数属常染色体显性遗传。

(2)病理性:

1)继发性性腺功能减退症:最常见,病变部位在下丘脑-垂体及以上,属于青春期启动障碍。

2)原发性性腺功能减退症:青春期启动正常,病变部位在睾丸,可能发育慢或不完全发育。

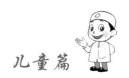

3)雄激素不敏感综合征:部分型或完全型,临床罕见,青春期能启动但不完全发育。

2.诊断

青春期发育异常男童就诊后要仔细询问出生及生长发育史、智力水平、腮腺炎睾丸炎史、用药史、嗅觉、家族史、家长对疾病的认识及治疗期望。关注患儿身高、体重、四肢长度、皮肤、嗓音、胡须、腋毛、阴毛、乳房发育、阴囊、睾丸、阴茎等(图1-9-8)。

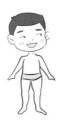
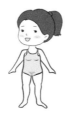

图1-9-8 青春期后身体开始发生变化

检查血清LH、FSH、睾酮、T3、T4、TSH、ACTH、皮质醇、GH、骨龄片(图1-9-9)、精液常规、生殖系统超声等,高促性腺激素性性腺功能减退症查染色体核型(LH、FSH高于正常者),低促性腺激素性性腺功能减退症关注下丘脑、垂体有无肿瘤及发育异常(LH、FSH低于正常者)。

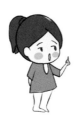

图1-9-9 骨龄

3.治疗

根据就诊时第二性征不足情况可以选择观察等待或临床干预治疗。

(1)观察等待:减少人为干预,等待自然启动发育,但由于身体、第二性征发育慢于同龄人,部分孩子可能会因此产生不良情绪,从而影响日常生活和学习,对此家长应当多关注孩子的情感变化,并与医生积极沟通。

(2)临床干预如下。

1)全模拟:GnRH 脉冲泵,适用于下丘脑异常者。

2)部分模拟:hMG、hCG,适用于下丘脑或垂体异常者。

3)终端模拟(睾酮替代或补充):适用于睾丸异常或睾酮受体不完全型异常者。

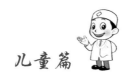

十、遗尿症——水漫床铺何时休

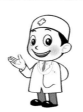

家长:我家小孩6岁了,晚上睡觉总是尿床,到底怎么办呢?

医生:这是小儿遗尿,可防可治,不必着急。

小儿自主排尿依赖于成熟的膀胱控制功能,大部分的儿童在4岁时都具有完全控制排尿能力。小儿尿床是儿童常见问题,5岁后夜间睡眠时频繁尿床(每月≥3次),仍不能自主排尿,这种情况称为遗尿。遗尿频率随着年龄增加会逐渐降低(图1-10-1)。

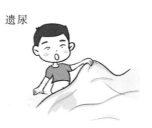

遗尿

图 1-10-1 不自主排尿

(一)儿童遗尿发生机制

小儿尿床与诸多因素有关,如年龄、性别、睡眠质量、发育和遗传因素等,最常见病因是抗利尿激素分泌减少、精神心理因素、脊柱裂、泌尿系畸形、结石、感染等。夜间睡眠时尿床是最主要症状(图1-10-2),由于

男人健康之路

夜间睡得太沉,因此容易发生尿床,部分患儿合并有尿频、尿急、排尿困难和尿不尽等症状。

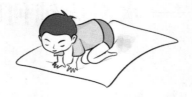

图 1-10-2　夜间尿床

(二)儿童遗尿处理

5 岁及以后小儿尿床频繁应尽早就诊,了解既往病史及用药史,检查泌尿系超声及尿常规,小儿尿床以行为治疗和药物治疗为主,做好科普宣传与心理疏导。

(1)一般治疗:了解小儿所思所想,做好宣教与引导,养成良好的排尿习惯,勤排尿、不要憋尿。

(2)行为治疗:缩短排尿间隔时长,定时定点排尿或夜间家长唤醒小儿排尿,逐渐提高患儿的自我控制排尿能力。

(3) 去氨加压素是本病首选用药,0.1~0.2mg 睡前一次,减少夜间尿量,改善小儿尿频和尿床症状,治疗效果良好。

(三)关注儿童遗尿

家长要充分认识小儿遗尿,做好健康宣教和正确的引导教育。对于 5 岁以后患儿反复发生夜间遗尿建议及早就诊,切不可一味指责谩骂;否则会严重影响患儿身心发育,不仅不利于疾病治疗,反而会适得其反(图 1-10-3)。

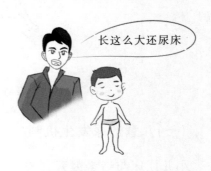

长这么大还尿床

图 1-10-3　家长的错误范例

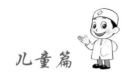

十一、青春期乳房发育
——男孩胸大要提防

家长：大夫，这几天我儿子总说乳房胀疼，一看可给我吓一跳，怎么男孩子乳房也会发育？

医生：13 岁的男孩正处在青春期发育阶段，青少年乳腺发育多见，属于正常生理现象。

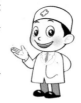

针对家属关注的上述问题，我们对青少年乳房发育展开分析和探讨（图 1-11-1）。男子乳房发育又称为男性乳腺增生症，表现为乳房进行性增大，无痛或伴有轻微疼痛不适，类似于女性胸部发育，可发生在男性朋友各个年龄段（图 1-11-2）。

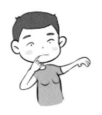

图 1-11-1 青少年乳房发育

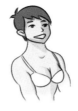

图 1-11-2 男性乳腺增生

（一）分型

男子乳房发育分为生理性和病理性乳腺增生。男婴受到母体高雌激素作用所表现的暂时性乳腺增生(图1-11-3),多在2~3周内恢复;青春期发育的男童由性激素不平衡导致乳房发育 (图1-11-4),发生率可达30%~60%,12~14岁多见,属于生理现象,一般在青春期结束后可自行消退。老年男性朋友出现乳腺增生要警惕病理性改变,需排除睾丸结构或功能异常、肝功能受损和乳腺肿瘤等。

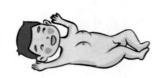
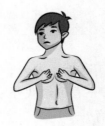

图1-11-3 高雌激素所致的短暂乳腺增生　　图1-11-4 青春期男性乳腺增生

病理性乳腺增生还包括先天性无睾症、Klinefelter综合征、Kallman综合征、两性畸形、甲状腺功能亢进、泌乳素瘤等,某些药物的长期应用也会增加本病的发生率,如氯米芬、酮康唑、西咪替丁、螺内酯、地高辛、百消安、异烟肼等。

(二)发生机制

男子乳房发育与生长激素、性激素和肾上腺激素对乳腺的刺激有关,由于脂肪堆积芳香化酶活性增强或肝功能严重受损雌激素灭活障碍,血浆雌激素水平升高或雌雄激素比例失调,进而促进男性乳腺增生,可表现为乳腺腺体组织或脂肪组织异常增生。

(1)雌激素对男性乳腺作用如同女性一样,具有促进乳房生长发育的作用,雌激素过多是男性乳房发育的主要原因。

(2)雌激素水平正常而雄激素水平降低导致雌雄激素比例异常也是乳房发育的重要因素。

(3)雄激素受体作用不敏感,而雌激素作用相对增强,促进乳房增生发育。

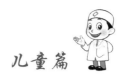

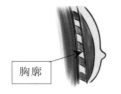
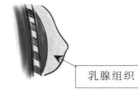
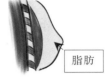

图 1-11-5　男性正常胸部与乳房发育

(三)诊疗策略

青少年男童因乳腺发育就诊者,要关注既往史和用药史,了解有无睾丸结构异常和雌激素及其类似物等用药史,对就诊时男子增生乳腺进行视诊和触诊,通过超声检查明确是乳腺腺体增生还是以脂肪增生为主,检查性激素和肝肾功能,必要时检查垂体 MR 或染色体核型分析,进一步明确病因。

(四)治疗

男子乳房发育首先要排除病理性乳腺增生,尤其是肿瘤性病变。治疗目标是改善胸部外观和减轻疼痛。生理性乳腺发育可以随诊观察,如影响身心健康和社交活动,则建议药物治疗。

1.观察等待

青少年乳房发育首先寻找可能的病因,如肥胖、雌激素水平升高等,多数(≥85%)有自愈倾向,尤其是超声检查发现乳腺增生以脂肪组织为主,等待观察即可。

2.药物治疗

(1)睾酮补充治疗:十一酸睾酮胶囊 40~80mg,每日 2 次,适用于男性乳房发育合并睾丸功能减退者。

(2)芳香化酶抑制剂:来曲唑 1.25~2.5mg,每日 1 次,抑制雄激素转化雌激素,特别适用于雌激素水平增高者。

3.手术治疗

青春期男子乳房发育一般不建议手术治疗,如到成年后乳腺发育仍不能缓解甚至加重,影响身心健康和社交生活,可以选择脂肪抽吸术和/或腺体切除术(图 1-11-6)。

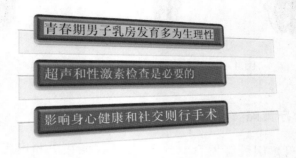

青春期男子乳房发育多为生理性

超声和性激素检查是必要的

影响身心健康和社交则行手术

图 1-11-6 男子乳腺发育如何选择

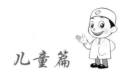

十二、遗精——除了精满还有啥

家长：大夫，最近我发现儿子遗精了。这种情况需要治疗吗？

医生：14 岁青少年遗精属于正常的生理现象，不必着急。

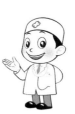

遗精是指在没有性生活的情况下精液自行排出的一种情况。90%以上没有性经历或者手淫的青少年在进入青春期以后都会经历遗精现象（图 1-12-1）。如果有梦而遗者称为梦遗，在清醒状态下偶尔也会出现或无梦而遗者称为滑精。

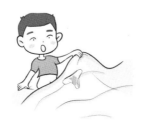

图 1-12-1　青少年遗精

(一)遗精的分类与病因

遗精分为生理性遗精和病理性遗精，大多数青少年遗精属于正常的生理现象。

(1)生理性遗精是指每个月的遗精次数为 1~2 次，遗精后无全身不舒服感，一般不需要治疗。

(2)病理性遗精是指遗精次数过多,每周2次或以上,在有性生活状态下或者无性兴奋刺激情况下出现遗精,而且遗精后有头昏、精神萎靡、腰膝酸软等症状。少数人可出现病理性遗精,常见的原因如下。

1)缺乏正确的性知识:沉迷于色情网站或相关书刊,迷走神经张力增高等。

2)精神心理因素:消极、抑郁、焦虑等情绪异常,常常影响夜间遗精。

3)不良的饮食、消化系统虚弱或身体虚弱,睾丸温度过高,与床垫、毯子或过紧衣物之间的摩擦,以及服用与睾丸激素增加有关的药物等可能诱发遗精。

4)感染因素:如包皮龟头炎、前列腺炎、精囊感染等疾病诱发遗精。

5)中医学者认为肾精亏虚、肾阴不足、阴虚火旺、热扰精室等导致遗精。

(二)遗精的临床诊断

根据来诊者主诉,诊断遗精不难,但要判断是生理性还是病理性遗精,是否对工作、生活及学习造成不良影响。

青少年男童遗精多属于生理现象,针对来诊者应做好可能的病因和诱因的初步筛查,了解青少年遗精的频率和影响,关注其日常生活习性和对性知识的看法,询问有无其他伴随症状,如会阴部疼痛、尿频、尿急、尿痛、排尿困难等,通过检查前列腺精囊腺超声、前列腺液和精液常规了解排除感染因素,必要时填写焦虑抑郁问卷以评估患儿心理状态(图1-12-2)。

GAD-7 病人健康问卷

在过去2星期,有多少时候您受到以下任何问题困扰,在您的选择下打"√"。

问题	选项			
	0	1	2	3
1.感觉紧张、焦虑或者急迫	完全不会	好几天	一半以上天数	几乎每天
2.不能够停止或控制担忧	完全不会	好几天	一半以上天数	几乎每天
3.对各种各样的事情担忧过多	完全不会	好几天	一半以上天数	几乎每天
4.很难放松下来	完全不会	好几天	一半以上天数	几乎每天
5.由于不安而无法静坐	完全不会	好几天	一半以上天数	几乎每天
6.变得容易烦恼或急躁	完全不会	好几天	一半以上天数	几乎每天
7.感到似乎将有可怕的事情发生而害怕	完全不会	好几天	一半以上天数	几乎每天
总分=( )				

PHQ-9 病人健康问卷

根据过去两周的状况,请您回答是否存在下列描述的情况及频率,请看清楚问题后至符合您的选项下打"√"。

问题	选项			
	0	1	2	3
1.做事时提不起劲或没有兴趣	完全不会	好几天	一半以上天数	几乎每天( )
2.感到心情低落,沮丧或绝望	完全不会	好几天	一半以上天数	几乎每天( )
3.入睡困难、睡不安稳或睡眠过多	完全不会	好几天	一半以上天数	几乎每天( )
4.感觉疲倦或没有活力	完全不会	好几天	一半以上天数	几乎每天( )
5.食欲不振或吃太多	完全不会	好几天	一半以上天数	几乎每天( )
6.觉得自己很糟——或觉得自己很失败,或让自己或家人失望	完全不会	好几天	一半以上天数	几乎每天( )
7.对事物专注有困难,例如阅读报纸或看电视时不能集中注意力	完全不会	好几天	一半以上天数	几乎每天( )
8.动作或说话速度缓慢到别人已觉察,或正好相反——烦躁或坐立不安,动来动去的情况胜于平常	完全不会	好几天	一半以上天数	几乎每天( )
9.有不如死掉或用某种方式伤害自己的念头	完全不会	好几天	一半以上天数	几乎每天( )
总分=( )				

图1-12-2 焦虑抑郁评估量表

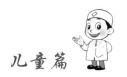

儿童篇

(三)遗精的临床治疗

遗精的治疗原则是针对病因治疗,祛除遗精对患儿的影响,做好科普健康宣教,作息规律、加强锻炼、平衡膳食、减少辛辣刺激饮食摄入、保持心情舒畅等措施有效减少夜间遗精发生。

(1)生理性遗精是一种正常的生理现象,尤其是青春期发育成熟的男性朋友,精满自溢标志着青少年性发育成熟,因而不必过于担心,也无须处理。

(2)病理性遗精常常造成患儿身心方面的不良影响,需要积极治疗。

1)做好青春期发育知识健康宣教,树立正确的性价值观,接受良好的性教育。

2)积极抗感染控制前列腺和精囊腺感染性疾病,建议服用三代头孢。

3)盐酸舍曲林 12.5~25mg,每日 1 次,抑制遗精和滑精效果显著。

4)中医通过辨证论治,多采用滋阴降火、清热利湿的药物,如锁阳固精丸、知母地黄丸、龙胆泄肝丸等。

(四)家长的顾虑

处于青春期发育的男孩在发现自己第一次遗精后,有些羞于启齿,有些懵懂无知,有些则心事重重。家长要关注孩子青春期发育的细微变化,发现孩子遗精不必大惊小怪,应做好青春期发育知识的普及与讲解,嘱咐孩子清洗干净外生殖器,勤换洗衣裤,保持生理卫生,若反复遗精影响身心发育,建议及早就诊。

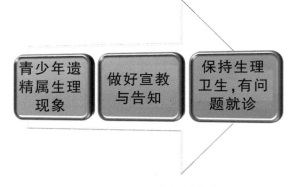

图 1-12-3　家长的优选

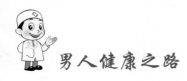

十三、手淫——适度控制为上策

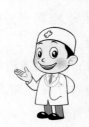

家长：大夫,我儿子才 15 岁就有手淫的毛病,这种情况正常吗？我该怎么办呢？

医生：青少年男性适度手淫有益无害,切不可过度教育

(一)手淫,到底是什么情况

手淫是指与身体自我刺激相关的性活动。现在一些性学研究者称它为自我愉悦。手淫的方式多种多样:可以用手刺激身体的敏感部位,这是最常用的方式;也可以采取生活中的一些用品,比如毛巾等;还可以采用一些特殊工具。现在,随着性文化的推广,有关"性"的辅助工具很容易购买。

手淫在灵长类动物中普遍存在,在人类,不仅青少年,成人和老人也会经常采用这种方式满足自己对性的要求并从中获得快感和慰藉,特别是在妻子处于生理期孕期和哺乳期等不方便的时候(图 1-13-1)。

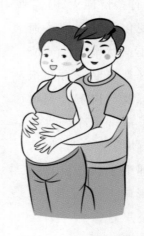

图 1-13-1　妊娠特殊时期

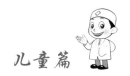

（二）手淫，敢做不敢说

目前，大多数性学家将童年和青春期的手淫行为视为成长的一个正常部分，认为它是了解身体机能的方式，是为以后和别人发生性关系而进行的排练。青春期有过手淫经历的人在长大后发生性功能障碍概率并不会增高。

对于青少年来说，手淫是青春期达到性高潮最常用的方法，但是迫于外界的舆论压力，大多数青少年，甚至是成年人都羞于承认自己有手淫的习惯。这种观念在受到良好教育的人群中相对容易被接受。现实生活中，持有这种错误认识的人不在少数，主要原因在于我们没有认清手淫在性生活中所发挥的重要作用。

（三）手淫，性生活的"神补刀"

手淫是性行为中的一项重要补充，它在性心理发育过程中起着重要作用。从自我探究开始，孩子发现了生殖器官令人愉悦的潜能，这反过来又促成了进一步的学习和性的成熟。在青春期，手淫使青少年继续在自我探索中完成了发育的过程，并为性释放和性满足提供了初步手段。作为一种了解自己性生理和性精神的工具，手淫发挥了不可替代的作用。

（四）手淫，请还我"清白"

在不同时期，一些难以置信的疾病曾被认为是由手淫引起的：这包括精神病、癫痫、头痛和头部的奇异感觉；瞳孔放大、黑眼圈、幻嗅、幻听、乳房肥大、气喘等；还有些人认为是"过度手淫"导致早泄和勃起功能出现障碍。其实，没有任何证据可以支持这些言论。

精神病患者公开地手淫，得出结论说是长期的手淫使其发了疯，其实公开地进行这种活动只不过是他们精神错乱的一个表现，如同公开地大小便一样。手淫并不会引起精神疾病。对于那些有强迫性行为的，从根本上讲并不是手淫，而是其他更基本的心理对抗。因此，我们不能堂而皇

男人健康之路

之地让手淫为某些疾病背锅。

(五)家长们,请听我说

今天的话题,说到底就是一个"性"的问题,而手淫仅仅是其中的一种表达方式。对于青少年出现的各种有关"性"的问题,我们要科学对待,理智处理,不能以手淫会影响身心健康、影响智力、影响学业等理由搪塞过去,否则只能掩耳盗铃,解决不了根本问题。

随着"性"知识的普及,能否正确对待手淫,将成为衡量青少年乃至成年人身心是否健康的重要指标。掌握好"度",以次日工作、学习、生活等不受负面影响为宜,如自感疲惫、不能起床、影响工作学习者为过度,适度控制,方为上策!

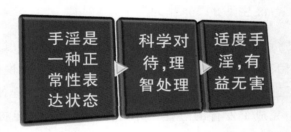

图 1-13-2　适度手淫,有益无害

◆ 健康问答—有问必答
◆ 知识科普—健康养生
◆ 健康管理大讲堂—名师讲授

扫码领取

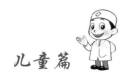

十四、性教育——成长烦恼如何解

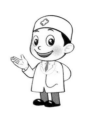

家长：大夫，我家孩子近期叛逆得厉害，另外我还发现他对性知识特别感兴趣，这可怎么办呀？

医生：孩子目前处于青春期发育阶段，青少年性教育是必修课，要做好宣教和引导。

这一时期的孩子生殖器官已逐渐发育成熟，对与异性交往的渴望也日益强烈，这些变化使得"性"这一话题成为"隐形焦点"（图 1-14-1）。

图 1-14-1　爱慕的心从此开始

（一）青少年性教育不足

目前青少年性教育的普及程度仍远远不够，青少年的婚前性行为、人工流产和性病发生率呈逐渐上升趋势（图 1-14-2）。由于缺乏性和生殖健康的相关知识,越来越多的青少年面临与性相关的健康危险。

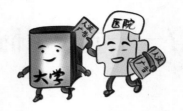

图 1-14-2　缺失的大学课程

现在许多成年人出现的性与婚姻问题的根源,也与青少年时期缺乏良好的性教育密切相关。能否正确认识"性",将影响青少年的身心健康发展,而对已婚成年人的家庭稳定也至关重要(图 1-14-3),因此,性教育是需要被高度重视的,切不可歪曲理解。

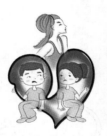

图 1-14-3　正确理解"性"是懂得爱的前提

(二)性教育是青少年的必修课

性教育是人生的必修课,它贯穿人生的始终,而建立正确的性道德观念是青少年性健康教育的关键。青春期性教育不是单纯地教授性知识,其实质是人文教育。性健康教育的内容主要包括性知识和性道德两大方面,绝非单纯的性知识教育,性教育可以理解为人品和爱的教育。只有品行端正、具有爱心的人,才可能有正确的"性价值观"。

性教育对培养健全的人格有重要作用。性知识较易掌握,而性道德教育却不能指望进行一次性教育就能终生"免疫",它是终生教育。在这

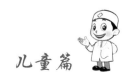

一宏大、综合的系统工程中,家庭、学校、社会无一不充当着教师的角色。

(三)青少年性教育来源

(1)家长是孩子的第一任教师,家长首先要树立正确的观念,适时、适度地给孩子进行正确健康的性教育。家长是孩子的定海神针,当孩子遇到与"性"相关的问题时,家长的反应与态度对日后孩子能否正确地理解"性"起了重要作用(图1-14-4,图1-14-5)。

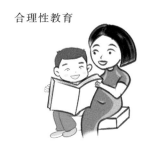

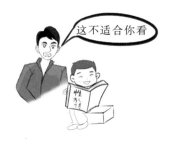

图1-14-4　良好的"性启蒙"　　图1-14-5　简单、粗暴、无效的性教育

(2)学校起主导作用,学校要以德育人,不能只重智育而忽视德育,要对学生身心的良好发展和性意识健康发展负责。学校应适当地举办一些性教育健康讲座,让青少年在踏入社会之前能对"性"有一个初步的正确认识(图1-14-6)。

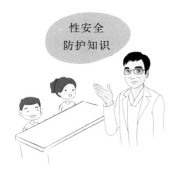

图1-14-6　学校教育重于泰山

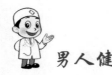

男人健康之路

（3）社会的价值取向、道德观念对青少年的影响非常大。生活在社会中的青少年，不能接受系统的科学的性教育，而接受了一些社会媒体传播的不科学的性观念，这些是性愚昧产生的直接原因。

（四）青少年性教育，功在当代利，在千秋

"性健康"是一种隐形健康，但却是整体健康的基石。正确的性价值观是完善人格不可或缺的要素。做好青少年性教育，功在当代，利在千秋（图 1-14-7）！

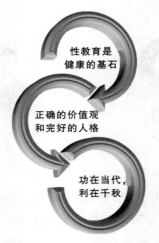

图 1-14-7　做好青春期性教育

向各位家长推荐一本有关性教育的书籍《性学观止》，此书对性解剖、性生理、性心理及性文化等方面进行了详细而又全面的阐述。阅读此书对提升"性认知"以及向青少年传递正确性观念有重要作用。

青年育龄篇

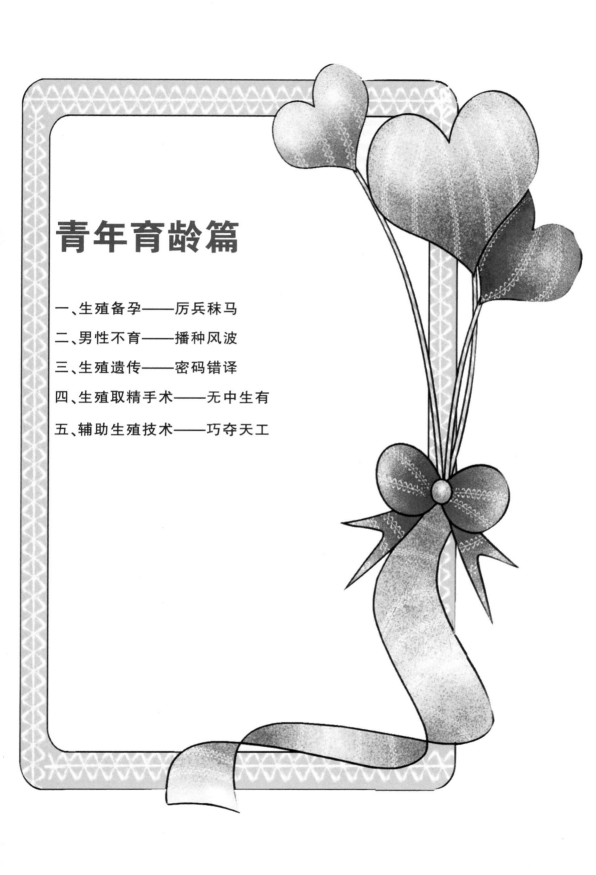

一、生殖备孕——厉兵秣马

（一）备孕与孕前检查——功夫不负有心人

1.什么是孕前检查

孕前检查是指夫妻准备怀孕之前到医院进行身体检查,以判断是否能正常孕育健康的宝宝,从而实现优生。孕前检查不同于常规体检,主要是针对生殖系统和遗传因素所做的检查。

夫妻双方必要的孕前检查,是给孩子一生健康的基本保证。成功孕育健康的宝宝需要优质的卵子和精子(图 2-1-1),所以男士也要做检查。

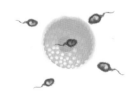

图 2-1-1　精卵优质,宝宝健康

2.孕前检查重要吗

孕前检查,真的很重要(图 2-1-2)!

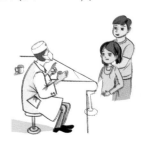

图 2-1-2　孕前检查很重要

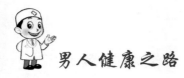

育龄夫妇进行孕前检查是必要的,因为很多的影响因素表面上是察觉不到的,很多人在久备不孕后进行检查时才发现问题所在,这样不仅贻误时机,还影响心情和状态。另外,很多遗传性疾病目前没有根治的办法,关键在于预防,而孕前检查可以帮助备孕夫妻了解异常遗传因素,避免后代遗传,做到优生优育。

3.孕前检查都查什么

孕前检查包括一般检查、专科检查和特殊检查。一般检查:包括男女双方适宜怀孕的身体健康指标。专科检查:包括是否适宜怀孕的生殖健康指标。特殊检查:是为了排查不宜妊娠或需要推迟妊娠的疾病。

(1)一般检查包括以下项目。

1)物理检查:包括血压、身高、体重、心肺听诊、腹部触诊、甲状腺触诊等。其目的是发现被检查者有无异常体征。

2)血常规检查:目的是了解是否有贫血和急性感染等。

3)尿常规检查:目的是了解是否有泌尿系统感染。还包括其他肾脏疾患的初步筛查,以间接了解糖代谢、胆红素代谢情况。

4)传染病检查:包括乙肝、丙肝、艾滋(HIV)、梅毒、支原体、衣原体、淋球菌、人乳头瘤病毒(HPV)等。

5)常规生化检查:肝肾功能、血糖、血脂等检查。

(2)专科检查包括以下项目。

1)精液常规检查:目的是了解男性的精液基本指标是否合格,如不合格需要进一步检查和干预治疗。

2)生殖器检查:包括医生进行的一般查体和泌尿生殖系统超声检查。目的是了解泌尿生殖系统结构有无异常。

3)性激素六项检查:激素检查是评估男性生殖功能的重要参考指标。

4)性功能评估:一般通过自述、自测及专科的检查评估。

(3)男性孕前特殊检查如下。

特殊检查是针对一般检查及专科检查后如有特殊情况(如无精子症、中重度少弱畸形精子症等)或家族中有不育不孕或遗传疾病的男性

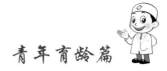

进行的检查,包括性激素、甲状腺激素、肾上腺激素、染色体核型分析、Y染色体 AZF 区微缺失、基因检测、精子 DNA 碎片率、精浆生化、精液脱落细胞学、睾丸活检等,并非所有的精液异常男性均需要做上述所有检查,生殖男科医生会根据就诊者具体情况做出正确和专业的判断。

4."禁欲"多久查精液

精液检查是备孕或长久不育男性的必检项目,检查精液前的禁欲时限是有要求的,适当的禁欲时间是化验结果准确的前提,要牢记于心哦!

《世界卫生组织人类精液检查与处理实验室手册(第 5 版)》明确规定精液常规检查前需禁欲 2~7 天,禁欲 3~5 天最为接近生理指标,这一点很重要。禁欲时间过短(<48 小时),精液量可能偏少,影响精子总体数量;而禁欲时间过长(>7 天),正常活力或形态的精子会减少(图 2-1-3),死精子、畸形精子(图 2-1-4 至图 2-1-6)数量可能会有所增多,精子活力可能会有所下降,老化的精子可能会增多,从而影响精液检查结果的可靠性,不能客观地反映男性精子的实际水平。

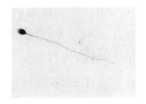
图 2-1-3　正常形态精子

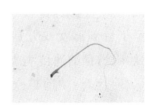
图 2-1-4　无头精子

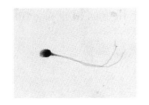
图 2-1-5　大头双尾精子

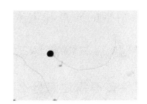
图 2-1-6　圆头精子

目前国内多采用《世界卫生组织人类精液检查与处理实验室手册(第 5 版)》的内容:正常男性一次射精量≥1.5ml,精子浓度≥1500 万/ml,pH≥7.2,前向运动(PR)≥32%,正常精子形态≥4%(见下表)。

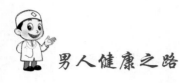

表 2-1-1　精液常规参考标准

参数	参考值下限
精液体积(ml)	1.5(1.4~1.7)
精子总数(10^6/一次射精)	39(33~46)
精子浓度(10^6/ml)	15(12~16)
总活力(PR+NP,%)	40(38~42)
前向运动(PR,%)	32(31~34)
存活率(活精子,%)	58(55~63)
精子形态学(正常形态,%)	4(3.0~4.0)
pH 值	≥7.2

5.以前做过婚检和常规体检,还需要做孕前检查吗

需要。婚检不等于孕前检查!这些检查的目的、时间、项目内容、侧重点各不相同,不能互相代替,简单来说,婚前检查是对自己和另一半负责,孕前检查是对下一代负责。

(1)婚前检查:婚前检查是结婚登记前双方领取的"健康通行证"。婚检可及早了解到男女双方是否存异常,是否有影响今后婚姻质量的问题,有无妨碍婚育的遗传病或遗传缺陷,一般在结婚前进行。

(2)孕前检查:孕前检查是预防和降低胎儿出生缺陷的一项必要保证。夫妇双方计划要宝宝前进行的一次身体全面检查,一般在计划备孕前进行。

为了婚姻的质量和宝宝的健康,婚前检查和孕前检查都不可或缺!

(二)备孕与提高怀孕率——有备而战好当爹

1.男性备孕需注意什么

(1)首先要了解自己的身体状况,进行必要的男科体检,如男科一般查体、精液常规、睾丸超声或性激素等检查。

(2)平衡膳食、规律作息、规律性生活、戒烟限酒等,避免接触有毒有害的物质、食物或药物,增强锻炼,保持积极健康的心态。

(3)保持生理卫生,就像饭前便后洗手一样重要,同房前后洗洗更健康。

(4)同房后即刻如厕容易导致精液丢失,建议女性平卧臀下垫枕,适当抬高下肢和臀部持续 30 分钟左右,这样更有利于阴道内精子通过宫颈进入宫腔,增加精卵结合机会,提高自然妊娠概率。

最后,祝备孕男性朋友们"提枪能战、瞄准就射、百发百中"!

2.如何提高怀孕率

排卵期是卵子排出前后的时期。月经正常的情况下,女性排卵是下次月经来潮之前的 14 天左右。妇科医生常常主张排卵期同房,他们的理由很简单,就是增加精卵结合的机会。一般是在排卵期前后同房,每日 1 次,连续 2~3 次;或隔日 1 次,同房 2~3 次即可"抓住"排卵期(图 2-1-7)。

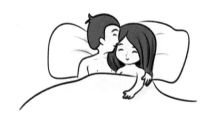

图 2-1-7　排卵期到了

男科医生的意见异途同归,认为应该把备孕当作幸福,而非任务,建议每 2~3 天同房一次,平均每月 8~10 次。男人不易,太多的男性同胞,因排卵期同房的"时间紧、任务重"而出现性欲低下、勃起困难、射精障碍、满意度下降等,所以不要给你的老公过大的压力哦!

据不完全统计,正常夫妻在不采取避孕措施的情况下,每月平均自然妊娠率为 15%~20%,超过 1 年未怀孕者称为不孕症。卵子排出后 24 小时内具备良好的受精能力,质量好的精子进入女性生殖道可以存活 48~72 小时,所以,理论上 2~3 天同房一次即可。选择合适的同房时间、方式和频率不仅显著增加自然妊娠概率,而且可以有效保护男性生育力和性腺功能。

3.好心态更重要

积极乐观的心态有助于生殖健康,部分消极的男性同胞,做完精液检查后,发现检查结果稍稍偏离正常参考值一些,就寝食难安,压力山大。其实这样完全没有必要,不是说精液所有的参数一定要达到标准才能使怀孕,或者说达不到就不能要孩子了。检测结果正常,自然妊娠概率高,数值偏低会影响自然怀孕的概率,可能会需要较长时间才能使怀孕。当然怀孕还跟诸多因素有关,比如女方的年龄、排卵情况、宫腔情况、同房频率等。所以不要因为精液的参数低了一点儿就压力很大,一定要保持乐观积极的心态。

科学的运动、合理的作息、良好的心态更有利于使妻子怀孕哦(图2-1-8)!

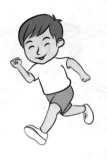

图 2-1-8　科学运动

二、男性不育——播种风波

(一)男性不育症——精耕细作难收获

1.什么是男性不育症

男性不育不是一种独立的疾病，而是一个较为复杂的临床综合征，大多数患者都没有明显的临床症状，一般指婚后同居1年，有规律性生活，未采取避孕措施，由于男方原因造成女方不孕。全球不孕症发病率大约10%~15%，其中约有50%源于男性因素。

男性不育的原因复杂，很多疾病或因素均可导致男性不育。根据精液检查的结果，不育症可分类为无精子症、少精子症、弱精子症、畸形精子症、少精液症、无精液症、精液液化异常、精液黏稠异常和精子参数异常等(图2-2-1)。

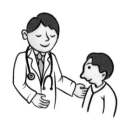

图 2-2-1　男性不育那点儿事

2.男性不育的因素

男性不育的可能原因如下。

(1)生殖道畸形。

(2)农药、射线、放疗、化疗等因素影响。

(3)肿瘤。

(4)生殖道感染。

(5)睾丸病变、损伤或切除术后:如隐睾、精索静脉曲张、睾丸切除术后等。

(6)内分泌失调。

(7)遗传病。

(8)性功能障碍。

3.男性不育的形式

男性不育症根据不同的分类标准可分为以下类型。

(1)根据精液结果分类:无精子症、少精子症、弱精子症、死精子症、血精症、少精液症、无精液症、精液液化异常、白细胞精液症等。

(2)根据以前是否使怀过孕分为:原发不育和继发不育。

4.男性不育需要做的检查

夫妻双方在备孕前,不应该仅要求妻子做检查,而应该提倡夫妻双方都要行全面的孕检。早发现早干预,做到优生优育。男性的检查也是遵循循序渐进、由简到繁的原则,以问题为导向,追根溯源,逐级推进(图2-2-2)。

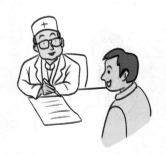

图2-2-2　检查有序要牢记

(1)第一线检查

1)体格检查:检查胡须、喉结、阴毛、阴茎、睾丸和输精管发育情况,触诊有无睾丸萎缩、附睾增大或精索静脉曲张等。

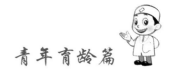

2)精液检查:仪器分析。

包括精子动态学分析、形态学分析、内分泌学分析、精子功能分析(精子顶体酶、精子 DNA)、精浆微生物分析、精浆免疫学峰分析等。

3)血清性激素检查:男性主要包括卵泡刺激素(FSH)、黄体生成素(LH)、睾酮(T)、泌乳素(PRL)、雌二醇(E2)等,评估睾丸和性腺轴功能。

4)泌尿、生殖系统彩超:①阴囊 B 超,观察睾丸、附睾情况及有无精索静脉曲张。②经直肠 B 超:检查前列腺、精囊和射精管情况。③泌尿系统 B 超:观察肾脏、输尿管、膀胱有无结构异常等。

5)性功能的评估:通过自测、问诊及进一步的检查了解是否有勃起障碍、射精障碍和性欲障碍等。

(2)第二线检查:经过第一线检查发现问题者,需要进一步做检查明确病因,以便于接受针对性的治疗。若发现无精子症,应该进行下列检查:尿沉渣找精子、前列腺精囊按摩取精、生精细胞学分析、精浆生化检查等;找到精子后可以进行精子功能相关检测。

(3)第三线检查(特殊检查)

1)血清抑制素–B、AMH 检查:评估睾丸生精功能,适应于无精子症、少精子症、隐睾症、无睾症者。

2)外周血染色体核型分析和 Y 染色体微缺失检查:抽取外周脉血,检查染色体数量和结构是否正常,以及生精基因片段是否有缺失,从而判断生精能力异常的染色体相关因素。适应于无精子症、严重少精子症和畸形精子症、死精子症、睾丸发育不良、睾丸发育异常、女方反复流产及胎停育。

3)影像学检查:包括垂体核磁、泌尿或生殖系统 CT,主要用于诊断怀疑生殖系统、神经系统有肿瘤或者异常者。

4)睾丸穿刺:睾丸穿刺(图 2-2-3)是通过一种有创的方法来采集少许睾丸组织,进行病理切片,进行组织学观察,了解睾丸生精的状况,用于诊断睾丸疾病,评估预后。睾丸活检是诊断睾丸生精功能的"金标准"。适应于无精子症、死精症、不射精症,以及怀疑有睾丸肿瘤的男性患者。

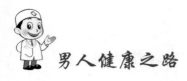

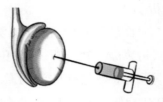

图 2-2-3 睾丸穿刺

5)基因筛查:适应于有明确家族遗传史、个体表观发育异常、配偶反复胎停流产、辅助生殖反复失败等情况,建议在遗传医生的评估下检测。

5.精液常规检查正常能说明生育能力没问题吗

精液常规检查结果正常只代表宏观的结果正常。精液量、颜色、液化时间、精子数量、活力等指标未发现异常,并不代表精子的微观结构就一定完全正常。也就是说,精液常规检查只能用于了解其"外在形象",却无法知道其"内在质量"。

6.精液常规检查都没问题,还是不能怀孕,还需要做哪些检查

精液常规检查正常者,可能还需要做以下一项或多项检查。

(1)精子形态学分析:对精子进行特殊染色后观察精子长相(如精子头部、颈部、尾部是否有畸形等),初步评估精子的受精能力。

(2)精子顶体酶反应分析:反映精子与卵子受精的能力。

(3)精子核 DNA 碎片分析(DFI):DNA 是精子内部的遗传物质,精子 DNA 碎片率过高,说明精子内部 DNA 有损伤,会影响精子质量、自然妊娠率、体外受精成功率及胚胎稳定性,易导致胎停育和流产率增加。

(4)精浆微生物及细菌感染指标:支原体、衣原体、淋球菌、尿培养等,如有感染可能会影响精子的质量。

7.治疗男性不育症是否一定要明确哪个是主要病因

目前针对男性不育症的研究很多,男性不育症病因复杂繁多,包括环境污染、工作压力、饮食健康、内分泌因素、身体共病或遗传因素等等。其中只有大约 30%的病人的病因可以明确。虽然大部分病因都不明确,但这并不是说,病因不明确就没有办法治疗。

科学的进步促进了医学的发展,医学对于精子是如何产生出来的,

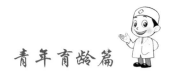

在哪里成熟,精子与卵细胞受精需要什么样的条件等,已经有了深入的研究。对于男性不育患者的具体病因或许没有办法全部搞清楚,但是,医生根据化验结果会判断出哪儿出了问题。一般会针对:①促进睾丸生精功能;②促进附睾的功能;③清除损害精子的自由基等行综合治疗。实在不行还有辅助生殖技术托底解决呢!

8.影响男性生育的因素

(1)哪些职业容易造成男性不育?

男性不育的病因很复杂且多数难以明确,职业因素对不育的影响难以量化评估,个体敏感差异、接触时间、损害程度等有很大的关系。

理论上讲,从事化工行业如在加油站、煤气站、炼油厂,从事橡胶、油漆和农药生产等工作的男性,可能会受工作环境影响,而影响精子质量。一些特殊的行业,如高温、接触辐射(电焊、雷达、放射科等)、化学或工业试剂(油漆、染料、重金属等)对生殖功能影响较大,可能会导致损伤或不可逆的精子损害,但也并非绝对。实际生活中我们发现绝大多数相关从业人员可以自然生育,不过请做好安全防护!

建议避免接触放射性、过高的环境温度和有毒化学物质等。工作中按照国家相关规定,做好职业防护,尽量减少各种对男性生育能力可能有影响的因素。如果不得已而为之,要做好防护,尽可能保护好生育力。

(2)哪些药物会影响男性生育?

医学在飞速发展,药物层出不穷,一方面,药物给我们提供了有效的治疗武器,另一方面,药物的副作用及其潜在的伤害(图2-2-4),也是需要我们注意的,尤其对于育龄男性而言,当然女方也一样。

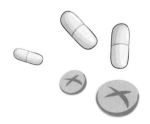

图2-2-4 避免有害药物

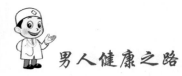

1)化疗药物:化疗药物对睾丸有毒性作用,几乎都对精子有着不良影响,会引起少弱精子症或无精子症。部分病人的生精功能可以随着药物的停用或时间的推移逐渐恢复,但是也有部分病人会因此永久性地失去生育能力。化疗药物是用来杀死增生繁殖活跃的癌细胞,常见的化疗药物包括:丝裂霉素、阿霉素、真光霉素、长春碱、氮烯咪胺、氮芥、硫酸长春新碱等。当然还有很多其他的化疗药物。化疗前可采取一些必要的措施,比如将健康的精子提前冷冻保存以备后用。

2)激素类药物:影响性激素分泌调节的激素,例如强的松、地塞米松等,可以抑制雄激素和促性腺激素的分泌,长时间使用会引起睾丸生精功能抑制。

抗雄激素药物的应用因为会使体内雄激素的正常生理功能受到影响(性欲下降和生精障碍),也会引起精子生成障碍而导致生育方面的问题。长期滥用合成类固醇激素(如十一酸睾酮、丙酸睾酮或含睾酮制剂的保健品等)会抑制睾丸产生精子。但大多数情况下停用这些激素后睾丸产生精子的能力可以恢复正常。

其他激素如雌激素可直接抑制睾丸的功能,使用时要加以注意。

3)其他药物:安体舒通通过影响勃起功能和性欲,以及对精液质量的潜在影响可以影响生育能力;治疗高血压心脏病的钙离子通道阻滞剂,例如心痛定、异搏定等可以抑制正常的受精过程;器官移植患者使用的免疫抑制剂如环孢霉素,也可以引起精子密度和活力下降;治疗痛风的秋水仙碱、别嘌呤醇也会对男性的生育能力产生不良影响;呋喃西林、西咪替丁、柳氮磺胺嘧啶、可卡因、烟碱、大麻均可损害精子生成。

有备孕需求的夫妇尽量不用药,如果必须用药,用前要多看一看说明书,必要时向专业医生求助。当然,药物对精子的副作用与药物的剂量和疗程有关系,通常情况下,短期药物治疗一般影响不大,且常常容易恢复,如果是慢性病并且要长时间服用,就需要权衡利弊备孕的时机了。

(3)生活中哪些因素会影响男性生育能力?

吸烟、酗酒、熬夜等;高温环境、长期高度紧张焦虑、经常分居、长期过度劳累、长期节食或暴饮暴食等(图2-2-5)。

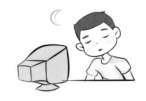

图 2-2-5　不良生活方式影响男性生育

(4)男性生殖系统发育不良对生育有影响吗？

男性生殖系统包括生精、储精、输精和射精等器官。生殖系统发育不良要具体看是哪些器官发育不良，不同器官发育不良对精子的影响是不同的。精子是睾丸在生殖激素的综合作用下产生的，这些激素同时还作用于阴茎、阴囊和睾丸，促进和调控这些器官的发育。生殖系统发育不良也预示着先天性或后天性的生殖激素分泌异常，可能就会阻碍精子产生、运输、排泄的整个过程，从而影响男性生育能力。

典型的疾病如克氏综合征和卡尔曼综合征。前者是染色体异常引起的疾病，病人除了体形与正常男人不一样以外，主要特点是睾丸很小，如枣核大小，因此，病人的精液化验报告几乎都为无精子；卡尔曼综合征是由基因突变引起的疾病，表现为生殖器不发育，形状如儿童生殖器一样，通常检查为无精子。

另一种比较典型和常见的发育异常是隐睾，隐睾位于腹腔或腹股沟内。正常情况阴囊里面有 2 个睾丸(图 2-2-6)，而隐睾病人阴囊里往往只有一个或者找不到睾丸。阴囊内温度比正常体温低，这种生理现象有利于睾丸的生精功能。隐睾(图 2-2-7)因为位于腹腔或腹股沟，温度较高，因此不利于精子的生成，如造成无精子或精子数量少。如果出生后发现有隐睾，需要在 1 岁之前行隐睾手术治疗。如果没有得到及时纠正，等到成人之后也会引起无精子症、少精子症，甚至睾丸癌变。

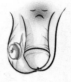

图 2-2-6　睾丸在阴囊里　　　　图 2-2-7　少了一个（一侧隐睾）

(5)睾丸小影响男性生育吗？

睾丸是维持男性生育能力和性能力最重要的器官,也是男性生产精子和分泌性激素唯一的器官。睾丸小势必就会导致产生精子和分泌激素的能力下降,就会对生育能力和性能力产生影响,当然,影响程度的大小也会和睾丸的体积成反比例,换言之,睾丸相对越大,生精概率越大,影响程度越小。

睾丸小的男人可能在青年时期性功能与常人无明显影响,大多数人都不会经常拿自己的睾丸和别人对比,所以就忽视了睾丸小的影响。因为男性生育能力的需求和关注要晚于性功能,所以往往都是在备孕期间发现患有比如克氏综合征、卡尔曼综合征、先天性睾丸发育不良,严重的还患有少精子症和无精子症,此时的发现往往会给男性一个沉重的打击:我的性功能没问题啊,为啥生育就不行了呢?瞬间自己没面子,抬不起头(图 2-2-8)。

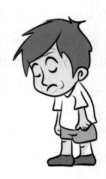

图 2-2-8　压力好大

这些人除了睾丸比正常人小外,阴茎也会发育,但有的也比正常人

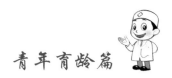

小,且阴毛少。也有的人阴茎和阴毛发育正常;身高大多也正常;工作生活也不耽误。

少精、无精子症和性功能障碍并没有直接关联性,可以简单理解为:"行的"不一定就有生育能力,"不行的"也不一定不能生育。只有部分无精子症患者可能有性功能障碍,如中枢性的问题,高泌乳素血症、低促激素性腺功能减退等;睾丸性的问题,如克氏综合征。有些人有性功能问题,有些是没有问题的。所以说,生育能力和性功能根本就是两码事。无精子症也不等于"不行",淡定!

不过,尽管可以过上"性福"生活,但无精子症作为男性不育症中较为严重的类型,能否生育自己的孩子,还得根据具体病因来分析。

(二)少精子症——良种也需数量足

1.什么叫少精子症

少精子症顾名思义就是精液中精子稀少,按照世界卫生组织(WHO)的规定,只要每次射出的精液中精子总数(精子浓度×精液量)低于3900万个,或者浓度低于1500万个每毫升就是少精子症(图2-2-9)。少精子症在不育男性中很常见,根据精子数量减少的程度也分为轻、中、重度3个等级,少精子症并不表示完全没有生孩子的可能,准确地说,它只是表示,与正常人相比你生孩子的概率会下降。

图 2-2-9　就咱哥俩儿了

2.哪些原因会导致少精子症

精子是由睾丸产生的,经过附睾输精管运输并由射精管排出体外。成年人的睾丸每时每刻都在辛勤地工作!据估计,正常情况下双侧睾丸每天可产生上亿个精子。附睾是精子的储存场所,精子在附睾中逐渐成熟,此时精子才获得了运动能力。射精时,前列腺和精囊都会收缩,将前列腺液、精囊液连同精子一起排出体外。因此,精液中精子只占了其体积的很小一部分。初步了解精子产生、成熟和排出的过程,能够帮助你了解哪些泌尿生殖系统疾病会引起少精子症或弱精子症。

简单说,引起少精子症的原因就是睾丸制造精子少,或者运输不畅导致排出少。导致睾丸制造精子少的原因大概有染色体基因、睾丸发育不良、激素受体差异、精索静脉曲张、睾丸感染、肿瘤等;排出少的原因大概有睾丸生精小管、睾丸网、附睾、输精管、精囊、射精管不通畅或蠕动输送功能异常等。当然,具体到这些疾病对精子的影响程度,则需要一些专业的评估,与疾病的严重程度及疾病持续时间有关系。

3.少精子症的药物治疗

治疗男性不育首先要系统检查,根据检查结果来选择合适的治疗方案。少精子症是男性不育的一种常见类型,促生精治疗多是经验用药,根据性激素水平调控性腺轴,选择氯米芬、他莫昔芬、来曲唑、hCG(绒促性素)、hMG(尿促性素)等(图2-2-10)。

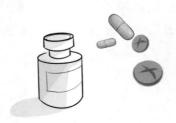

图2-2-10 药物治疗找医生

(1)氯米芬和他莫昔芬:氯米芬和他莫昔芬是雌激素受体调节剂,具有抗雌激素作用,对雌激素受体的拮抗作用,能拮抗下丘脑和垂体的雌激素受体,干扰内源性雌激素的负反馈,调控性腺轴,影响睾酮及雌激素水平,提高睾酮水平,促进精子发生。

临床常用量:氯米芬25~50mg,每天1次,口服;他莫昔芬10mg,每日2次,口服。

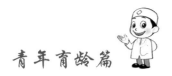

(2)来曲唑:来曲唑是芳香化酶抑制剂,可以抑制雄激素转化为雌激素,减少 E2 水平及性腺轴负反馈,使促性腺激素释放增多,进而提高内源性睾酮水平及雌雄激素比值,改善生精。临床常用量:2.5mg,每天 1 次,口服。

(3)hCG 和 hMG

1)hCG 类似于 LH 作用,增加内源性睾酮水平,增加精子浓度,促进生精,特别适用于低促性性腺功能减退症患者。肌注 2000~4000IU,每周 2~3 次,可提高自然妊娠。

2)hMG 类似于 FSH 作用,一般与 hCG 联合使用。肌注 75~150IU,每周 2~3 次,促进睾丸生精。

(三)弱精子症——懒羊出工不出力

1.什么是弱精子症

弱精子症,指的是由于各种不良因素的影响,男性的精子运动力差甚至无活动能力(图 2-2-11),从而影响男性的生育能力。

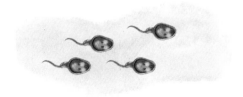

图 2-2-11　我们都没劲儿

想要顺利自然怀孕且生育一个健康的宝宝,需要一定数量、健康且活跃的精子,穿过阴道、子宫、输卵管的层层阻碍,最终到达输卵管的壶腹部与卵子完成受精,如果男性的精子质量差,活力不够,就无法到达输卵管完成受精过程,导致男性不育的发生,让男人们自信心备受打击。世界卫生组织规定弱精子症是指前向运动的精子比例≤32%。

2.弱精子症是由什么原因引起的

精子分为头、体、尾部,头部是受精器官,是负责携带男性的遗传物质并遗传给下一代的重要"零件";尾部是精子的运动器官,相当于汽车发动机,一切影响尾部摆动的因素都会影响精子的运动能力。

(1)精液液化、黏稠异常:射出体外的精液一般都是凝固状态,随后会借助精浆内的分解酶液化成水样状态,便于精子快速地运动。如果分解酶作用弱或失活,精液就会呈黏糊或果冻状,精子就如困兽一样动弹不得;或者即使液化了,但精液黏稠度过高,精子就像被一张渔网罩住一样,自然也就无法自由运动了,从而导致弱精子症的发生。

(2)免疫因素:精液中一旦产生抗精子抗体,它与精子的尾部就会相结合,限制精子运动,导致精子的向前运动受到阻碍,从而引起弱精子症。

(3)内分泌因素:男性体内的内分泌激素异常不仅和精子的发生与成熟有关,还会影响精子的运动能力。

(4)生殖系统感染:男性生殖系统发生感染时,细菌、微生物或病毒会对精子产生直接损害、超氧化作用,精浆内成分和 pH 值也会改变,从而影响精子的活力,导致弱精子症。

(5)精索静脉曲张:精索静脉曲张(图 2-2-12)会导致睾丸附睾周围温度增高、微循环障碍、氧分压降低等,使精子的活力下降。

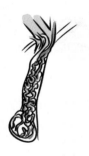

图 2-2-12　曲张的精索静脉

(6)精子尾部结构异常:精子尾部与精子运动有关的超微结构装置出现异常,就会导致精子运动能力受到限制,从而引起弱精子症,严重者只能采取辅助生殖技术孕育。

(7)不良生活习惯:男性的不良生活习惯是导致男性弱精子症的常

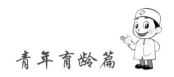

见原因之一。不规律作息、抽烟、酗酒、蒸桑拿、泡温泉、长时间高温作业、久坐等，都是引起弱精子症的因素。

（8）不规律排精：精子源源不断地产生，也需要规律的代谢，做到新旧更新，新陈代谢。过度禁欲或纵欲也会导致因库存太久而精子老化或更新太勤未完全成熟，都会影响精子的运动能力，对精子的存活和怀孕的质量也会造成不利的影响。

3.弱精子症和死精子症

弱精子症和死精子症的定义是有区别的。精液常规检查可以直观地观察精子，只能粗略判断精子是否具有活动能力，但是不活动的精子并不等于死的精子。精液常规检查中，精子活力分为 A、B、C、D 4 个级别，A级是向前快速运动的精子，自然怀孕概率最高，B 级是慢速运动的精子，C级是非向前运动的精子，D 级精子为不动的精子。但不动的 D 级精子不一定就是死的精子，也许是装死的精子（没有活力的精子）。

4.弱精子症患者需要做的检查

由于引起弱精子症的原因很多，一部分患者可能还找不到确切的原因，所以临床医师本着"找到可能找到的一切原因，可以消除的一切影响因素，最大限度地帮助患者尽快健康孕育"的原则，会针对每个患者差异选择必要的检查项目。

（1）一般检查：包括一般查体和血尿常规检查。

（2）精子伊红染色、苯胺黑或 HOS 检测：鉴别真正的死精子率。

（3）精浆生化：筛查精浆成分是否正常。

（4）感染因素筛查：如尿道炎，前列腺炎，精浆支原体、衣原体、淋球菌、细菌培养，病毒感染检测等。

（5）泌尿生殖系彩超：筛查睾丸、附睾、输精管、前列腺、精囊、射精管、精索静脉等是否异常。

（6）激素分泌检测：常检查性激素、甲状腺激素等。

（7）血生化检查：肝功、肾功、血糖、血脂等。

（8）基因筛查等。

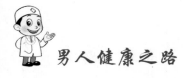

5.弱精子症怎么治疗

弱精子症,是指精子的活力不足。对男性而言,精子的活力不足,就会导致男性的生育能力受到影响,严重者可造成男性不育症。因此,男性一旦患上弱精子症,应尽早就医治疗,同时,在日常生活中也要注意调理。那么,弱精子症怎么治疗呢?

(1)一般治疗:规律作息、避免熬夜;均衡饮食,积极干预代谢疾病并减重,适当有氧运动;避免桑拿房等高温环境,避免久坐;禁忌烟酒,避免接触有毒有害物质;夫妻生活规律,不禁欲、不纵欲。

(2)药物治疗。

1)左旋肉碱:又称左卡尼汀,1g,每日2~3次,口服。建议使用2~3个月。

2)抗氧化剂:维生素 E、维生素 C、硫辛酸、谷胱甘肽、番茄红素、辅酶Q10 等,一般抗氧化治疗周期为 2~3 个月。

3)积极控制泌尿生殖系感染:平时性生活也要注意卫生,以免发生生殖道感染。一旦发现有生殖系统感染,一定要尽早诊治。

4)伴有精液液化不良者可用大剂量维生素 C,一次 0.3g,每日 3 次。

5)胰激肽原酶:改善生精内环境,促进精子 ATP 酶活性,而增加精子活力。

6)己酮可可碱:一种甲基黄嘌呤衍生物,能够抑制磷酸二酯酶活性,改善精子质量。

7)如发现精液液化黏稠异常、免疫异常、内分泌激素异常,应积极配合医师检查治疗。

8)合并精索静脉曲张者应根据需要选择合适的治疗方案,如口服迈之灵或行显微镜精索静脉结扎手术。

9)中医药治疗:肾阴亏虚型,可选用左归丸;肾阳不足型,可选用生精胶囊、龟龄集;肾精亏损型,可选用麒麟丸、五子衍宗丸。

治疗期间如没有明显的试孕禁忌证,可以边治疗边试孕,以提高怀孕概率,缩短治疗时间。如经过严格的检查、治疗,效果不佳或不适合自然妊娠者,应尽早行辅助生殖技术,以免错过最佳生育年龄。

(3)手术治疗

1)显微镜精索静脉结扎术(图2-2-13)。

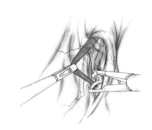

图2-2-13　精索静脉结扎术

2)精囊镜探查治疗术。

3)辅助生殖技术助孕:自然妊娠失败或病情需要,可考虑辅助生殖技术,如人工授精或试管婴儿。

(四)死精子症——好死不如赖活着

1.什么是死精子症

死精子症一般被认为是精液中活精子的百分率低,不活动精子百分率高,但至今对死精子症尚无明确定义,没有明确规定死精子超过百分之多少可定义为死精子症。精子作为父源性遗传信息承载物,其基因内容占胚胎遗传物质的一半,其质量优劣直接影响生殖结局。在导致男性不育的因素中,死精子症约占5.6%(图2-2-14,图2-2-15)。

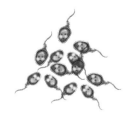

图2-2-14　"他们死了"

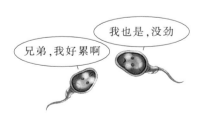

图2-2-15　我没劲,动不了,但没死

男人健康之路

2.精子为啥就死了呢

死精子症的发病机制尚不完全清楚,目前国内外的研究主要集中在以下几个方面。

(1)成熟前死亡:是指精子还在睾丸和附睾内的时候就已经死亡,这期间如果睾丸或附睾受到不利因素持续影响,就会导致精子的发育、成熟受到影响,精子就无法正常发育成熟,相当于"胎死腹中"。

(2)成熟后死亡:精子在附睾中进一步发育获能后就基本成熟了,就有自由运动的能力了。当精子在经输精管、射精管、尿道、女性生殖道内一路向前奔,冲向受孕目的地的过程中,任何一个场所出现问题都会导致娇贵的精子死亡。相当于牺牲在"战斗过程"中。

3.精子的常见死法有哪些

正常男性一次都能排出几千上亿个精子,"兄弟们"一起出生,都是过了命的好兄弟,现在却变成了陌路人。寻找"卵妹子"的旅途崎岖坎坷,每个精子都拼了命地使出浑身解数。虽然只有1个精子最终成了幸运儿(图2-2-16),成功抱得美人归,但它时常挂念着其他的兄弟们,不知道它们在哪里,过得是否还好?真是不忍心告诉它,它的兄弟们早都以不同的方式"去"了……

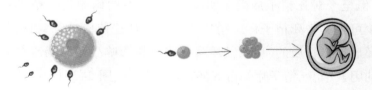

图 2-2-16 卵子只要一个好精子哟!

(1)热死:精子工厂(睾丸)挂在体外,本就是为了维持较低的温度(温度比体温低 1~2℃),以保证精子工厂的正常运转。暂时的散热不佳会导致精子数量在一段时间内下降,若是长期闷热,就会大大影响精子的成活率。所以患精索静脉曲张,长期穿太紧的内裤,泡澡,蒸桑拿等(图2-2-17),都是危险因素。

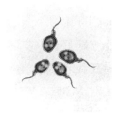

图 2-2-17　精子热死

(2)烟熏酒呛致死:烟和酒都是精子的大敌。香烟中的尼古丁不但会减少性激素的分泌,还会直接对精子进行屠杀;而酒精会导致精子发育不良,长期饮酒者的 70% 的精子可能都要遭殃。

(3)"丑死":每个小精子都需要经过 3 个月左右"精磨细造",好不容易才出世,怎奈造化弄人。有的小精子拥有着精致的小脑袋和长长的尾巴,有些却歪瓜裂枣、先天不足。当然,正常的精子也有不少哦!颜值低的精子们(图 2-2-18 至图 2-2-23),注定不会被卵子"看上",最终郁郁而终。

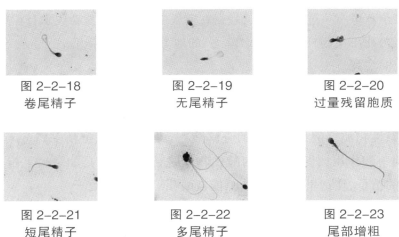

图 2-2-18　　　　　图 2-2-19　　　　　图 2-2-20
卷尾精子　　　　　无尾精子　　　　过量残留胞质

图 2-2-21　　　　　图 2-2-22　　　　　图 2-2-23
短尾精子　　　　　多尾精子　　　　　尾部增粗

(4)孤苦终老,死在了起跑线上。

有些被困在睾丸里无路可走的精子(运输管道的路被堵死了),更是命苦。纵它有万种风情,更与谁人说?比如先天性输精管缺如,做了输精

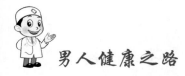

管结扎术,或是炎症导致的梗阻。还有些是由于淋球菌、梅毒、滴虫、结核菌等"坏人"捣乱,把路给挖断了(附睾炎、输精管炎),更可恶的是,这些"坏人"不但挡了路还不让"人"好好活(破坏精子生存的环境,造成前列腺炎、精囊炎等)。总之,这些既找不到女主人,又不受男主人待见的精子们,打生下来就没看过睾丸以外的世界,只能变成"陈年老精",无聊地老去,孤苦伶仃地死在了起跑线上。

(5)被尿淹死。

本来精子们的正确路线应该是从小路(射精管)进入主干道(尿道)做好准备然后向下拐弯,结果男主人出了问题,把下边的路封上了,精子们只能稀里糊涂地拐进了上边的路(后尿道)。大家一涌而出,才发现错入膀胱了(逆行射精),最后不是被尿淹死了,就是随尿一起投身进马桶了。

(6)含冤而死。

有些精子好不容易排上队进入精子仓库(附睾)蓄势待发,结果刚一出门,就发现被主人送上了一条不归路,内裤上、马桶上、墙角边,或在卫生纸上、避孕套里……过不了多久,暴露在空气中的精子们就会脱水身亡!

(7)死于大肠杆菌。这么"险恶"的地方……不解释了。

(8)酸死。

为了避免有害细菌的侵略,"卵妹子"家门前的走道(阴道)的 pH 值基本保持在 4~5 之间,这种环境对精子来说也很危险。虽然精液里含有一些碱性物质（例如精囊腺的分泌液）,可以暂时保护精子们进入通道(起到中和作用),但是通道的酸性物质是持续产生的,如果碰上拖延症发作的精子,在这里逗留太久,只能被酸死了!

(9)选错路,悲惨而死。

好不容易熬到了"卵妹子"家客厅(子宫腔)的精子们,以为马上就能见到"卵妹子"了,结果发现又被套路了,平地又多了两条路(两根输卵管),中间也没有指示牌,谁知道哪条路通向"卵妹子"的闺房啊,于是在这个"精生"的岔路口,选对了是幸福,选错了就是死亡!

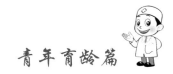

(10)"羡慕嫉妒恨",气死。

撑过重重考验最终能见到"卵妹子"真容的精子少之又少(100个左右)。而真正能得到"卵妹子"以身相许的只有那么1个!眼睁睁地瞅着人家配对成功,卿卿我我,剩下的"单身狗们"只能被活活"气"死了。

4.死精子症的症状

大多数死精症患者常无明显症状,部分患者曾经患有或者现在伴有睾丸炎、附睾炎、前列腺炎或精囊炎。医生应了解患者的工作和生活环境,有些患者处在明显有毒有害的或者高温的外环境中,比如:化工厂、机房等。

5.死精子症需要做哪些检查

(1)精液常规检查:禁欲2~7天,收集全部精液,取标本,镜检,1小时内进行分析。

(2)精子活体伊红染色:本法对确定死精子数量比较准确,通过染色死精子被染成红色,活精子是不着色的,正常参考值≥58%。

(3)低渗肿胀试验(HOS):这是基于完整细胞膜半渗透性的简单试验,其引起低渗状态下精子膨胀,即当有水流入时细胞体积膨胀。此试验易于测定,并且能给出一些有关精子尾部细胞膜完整性和柔性的信息。如果精液标本中有58%以上的精子出现尾部膨胀,则认为HOS试验正常。如果尾部膨胀的精子数低于58%,该精液标本则被认为是异常的。

(4)特殊检查。

1)精浆生化:精浆果糖、锌等。

2)细菌微生物培养:有超过三分之一的死精症和生殖道病原微生物感染有关系。

3)影像学检查:经直肠前列腺精囊腺超声、精囊腺核磁共振可以诊断射精管区域梗阻、前列腺及精囊腺囊肿导致的死精子症。

4)相关基因筛查:PDK基因突变导致多囊肾(死精子症不育的病因),而原发性纤毛运动障碍也会导致死精子症。

5)电镜检查:对长期诊断为精子活动力低下或不动精子的患者,应行精子透射电镜检查,观察精子鞭毛的微细结构,以明确诊断。

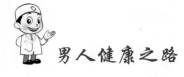

6.死精子症怎么治疗

(1)调整生活方式,如戒烟酒、均衡饮食、避免久坐、避免不洁性生活、预防男性生殖道感染、避免接触毒物、远离放射线及高温环境。

(2)药物治疗

1)抗感染治疗:对于有生殖道感染者,应给予抗感染治疗,有条件时可根据细菌培养(前列腺液或者精液)和药敏试验选用抗生素,用药时间为 10~14 天为宜。

2)抗氧化治疗:如维生素 C、维生素 E、番茄红素、辅酶 Q10、左卡尼汀等,都具有一定的作用。

3)促进精子新陈代谢的能量合剂:如三磷酸腺苷二钠(ATP)等。

4)补充对精子生成、发育起关键作用的微量元素:使用含锌、硒的药物。

(3)手术治疗:精囊囊肿可以通过精囊镜手术治疗改善生育。

(4)辅助生殖技术:可通过精子激活处理,把存活但不活动的精子找到,后行卵胞质内单精子注射(ICSI)。

(五)畸形精子症——歪瓜裂枣难成器

1.精子还分美丑

没错儿,精子也和人类一样,也有颜值差别,卵子也喜欢颜值高的,鄙视长得丑的,医学上把长得丑的叫畸形精子,类似于老百姓所说的"歪瓜裂枣"。还告诉你一句:所有男人射出的精子大部分都是"歪瓜裂枣"。

畸形精子在正常生育人群中也存在!精子结构依次由头、体、尾组成。精子形态必须在染色后进行评估。正常形态精子头外形上应该是光滑的椭圆形,中段应与头部长轴成一条直线,尾部应没有折角。

畸形精子症是指精液中正常形态精子百分率低于正常参考值下限,按照《世界卫生组织人类精液检查与处理实验室手册(第 5 版)》有关精子形态学的评估标准,精子正常形态百分率的参考值下限是 4%,畸形精子率<96%。

2.畸形精子都有哪些类型

畸形精子按照精子"缺陷残疾"的部位也分好几种类型。由于精子形态学评估存在一定的困难,缺乏完全统一的评估标准,临床上,按照精子中主要缺陷精子的类型,分为圆头精子症、无头精子症、小头精子、双头双尾精子、短尾精子、顶体过大或过小等等(图2-2-24)。畸形精子症常常表现为多种类型畸形精子混合存在。

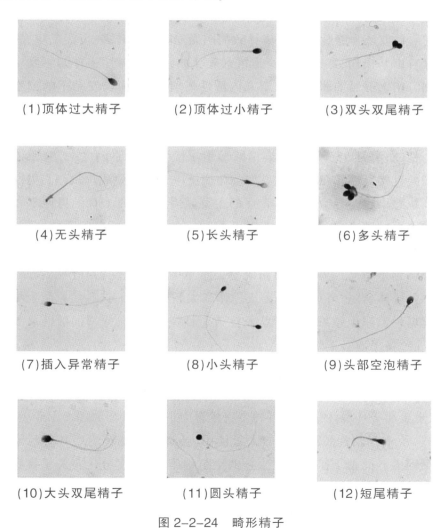

(1)顶体过大精子　　(2)顶体过小精子　　(3)双头双尾精子

(4)无头精子　　(5)长头精子　　(6)多头精子

(7)插入异常精子　　(8)小头精子　　(9)头部空泡精子

(10)大头双尾精子　　(11)圆头精子　　(12)短尾精子

图2-2-24　畸形精子

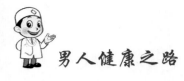

3.畸形精子症都是由哪些病因引起的

精子长成歪瓜裂枣的原因一言难尽,有先天的,有后天的,还有不明原因的。目前已知的原因大概包括精索静脉曲张、男性生殖系感染、环境污染、遗传因素、吸烟、高温环境、不良生活习惯等。

(1)精索静脉曲张与畸形精子症有关系吗?

有一定的关系。精索静脉曲张是患畸形精子症的常见原因之一。精索静脉曲张的发病率为15%~20%,是男性泌尿生殖系统中最常见的疾病之一。目前认为静脉回流障碍导致的阴囊局部温度升高、炎症反应、缺氧及氧自由基损伤、毒素反流等是精索静脉曲张导致男性不育的主要病理机制。精索静脉曲张可导致睾丸内活性氧增高,进而诱发精子的细胞核DNA损伤,破坏精子细胞膜的结构,导致精子活力降低与形态异常。

(2)男性生殖系统感染会引起畸形精子症吗?

是的,男性生殖系统感染是畸形精子症常见的原因之一,病原体对精子的直接毒性作用或局部炎症及免疫反应是其主要病理机制。男性生殖系统感染也是导致男性不育症的主要原因之一,约15%的男性不育症与生殖系统感染有关。男性生殖系统感染的特点包括白细胞精液症、活性氧和细胞因子水平升高等,其不仅可导致精子活力下降,而且会导致精子畸形率增高。男性生殖系统感染常见的病原微生物有沙眼衣原体、解脲脲原体、淋病奈瑟菌、人型支原体和大肠杆菌等。这些病原微生物可引起男性泌尿生殖系统无症状炎症或急性炎症反应,并增加活性氧的产生,导致精子质量下降。

(3)环境污染物与精子畸形关系大吗?

关系大着呢!环境污染物是导致畸形精子症常见的原因之一。有机物、重金属等环境污染物是多种生物生育力下降的重要原因。工业废水、废气、杀虫剂及食品添加剂的大量使用,会造成生态环境中各种污染物逐渐增多。而精子作为雄性生物的生殖细胞,因高度分化丧失了自我修复能力,易受这些环境污染物的影响。二氯二苯三氯乙烷(DDT)是广泛使用的杀虫剂。DDT不仅会造成精子活力下降,而且会造成精子形态学异常。多氯联苯作为20世纪"米糠油事件"中被报道的著名环境污染物,不仅会导致严重食物中毒——"油症",而且孕期暴露情况下生育的子代男性会出现精子活力下降和形态学异常。环境污染物有机物、重金属、类雌激素样物质等对男性生育力的影响主要是通过睾丸内和附属性腺中代谢物的聚集造成氧化应激损伤和细胞凋亡,从而影响精子产生和精子成熟过程。

(4)哪种精子畸形与遗传因素有关?

圆头精子症(图 2-2-25)、无头精子症(图 2-2-26)、大头精子症、精子鞭毛多发形态异常均与遗传因素相关。药物治疗无效时,只能通过基因进行诊断,并行试管婴儿和遗传咨询。

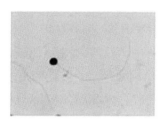

图 2-2-25 圆头精子

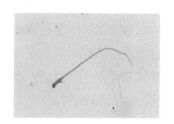

图 2-2-26 无头精子

(5)吸烟、高温、辐射与精子畸形有关系吗?

长期吸烟会显著影响精子质量,包括精子活动力和形态学,而且每日吸烟量及吸烟年数与精子畸形率呈正比,这主要是由于香烟中的多种有害物质使生殖细胞氧化损伤、细胞凋亡等,而导致精子发生异常。高温环境对男性生育力有负效应,如泡温泉、蒸桑拿、热水浸浴,长期穿紧厚内裤等,可造成阴囊局部温度升高,损害精子变态过程,导致精子畸形率升高。但是,手机辐射对精子质量的影响存在争议。

4.得了畸形精子症还能生育吗

大部分畸形精子症患者可以通过治疗获得自然生育。中西医结合药物治疗配合生活方式改变,可以使一部分患者的精子畸形率降低,获得自然生育。肾虚、湿热下注或伴有瘀滞是引起畸形精子过多的病理基础。可以使用中药或中成药进行辨证论治。抗感染药物、抗氧化药物和微量元素等也可用于治疗畸形精子症。

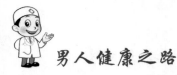

一部分畸形精子症患者很难通过上述治疗降低精子畸形率和获得自然生育,可能需要辅助生殖技术。

5.精子畸形症患者会不会育下畸形孩子

精子畸形主要影响男性生育力,包括精子的运动、精卵结合、胚胎质量等,与胎儿或孩子畸形无直接关系。

精子的形态主要与怀孕概率有关,而与精子的本质(遗传物质)关系不大。这正如人的外貌和人的本质没有直接关系一样,人长得好看与否不能说明人是否健康,不能说长得其貌不扬的人就不健康。精子内在质量才是影响胚胎质量和流产的主要因素。单纯精子畸形率高不会导致流产率和胎儿畸形升高,但是部分畸形精子症患者存在精子 DNA 碎片率高、染色体异常等,会造成流产率和胎儿畸形率升高。

胎儿畸形主要发生在女性孕早期。如果在此期间,孕妇感染病原体、发热、服用有危害性的药物、接触到环境危险因素等,将会直接危害到胎儿器官的发育,导致胎儿畸形、发育迟滞或流产。因此胎儿畸形与精子畸形没有必然关联。

6.畸形精子症怎么治疗

(1)一般治疗:一般治疗可以在一定程度上改善精子形态异常,包括戒烟酒、控制体重、适度锻炼等。适度锻炼可以提高精子质量及受孕概率,但是高强度运动反而会降低精子质量。

(2)药物治疗

1)抗氧化治疗。

2)抗感染治疗。

3)中医药治疗。

(3)手术治疗,如显微镜精索静脉曲张结扎术。

(4)辅助生殖技术:结合正常形态精子百分率、浓度及活力来选择 IVF 或 ICSI 等辅助生殖技术助孕;对于圆头精子症、无头精子症、大头精子症、精子鞭毛多发形态异常等特殊类型畸形精子症需进一步结合精子缺陷的种类选择个体化的辅助生殖技术;高遗传度病例需依据夫妻双方遗传学筛查决定是否需要行胚胎植入前遗传学检测(PGT),以阻断子代

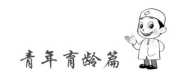

遗传缺陷的发生。

(六)无精子症——育种输种出故障

1.无精子症的定义

无精子症是指连续 3 次以上精液离心后，沉渣镜检均未见到精子(需要排除不射精、逆行射精)，在原发性男性不育症中占 10%~15%。无精子症按有无梗阻可分为两大类：梗阻性无精子症(OA)和非梗阻性无精子症(NOA)。按病因还可以分为以下三种。

(1)睾丸前性无精子症：也叫中枢性无精子症，是指大脑作为人体的"司令部"出现了问题，无法调控分泌出正常的激素刺激睾丸组织产生精子，如高泌乳素血症、低促性腺激素性性功能减退、内源性雄激素异常等。

(2)睾丸性无精子症：睾丸受先天或后天性因素的影响而出现异常，以致不能制造出精子，如：克氏综合征，Y 染色体 AZF 微缺失，睾丸创伤、扭转，隐睾，生殖腺毒素如射线及药物的使用等。

(3)睾丸后性无精子症：指睾丸本身能正常产生精子，但由于运送精子的管道发生了梗阻，精子无法随精液一起排出体外。这种情况占无精子症的一大半，如：射精管囊肿、先天性双侧输精管缺如、附睾炎导致附睾梗阻、手术损伤输精管道等。

2.无精子症都是什么原因造成的

造成无精子症的原因有很多(图 2-2-27)，请您认真看看哈！

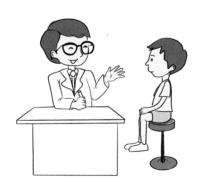

图 2-2-27　原因复杂细细听

(1)精子生成障碍

1)遗传性疾病:常染色体或性染色体异常影响睾丸生成精子,如克氏综合征等。

2)先天性睾丸异常:睾丸发育异常或睾丸位置异常均能造成精子生成障碍。

3)睾丸本身病变:如睾丸外伤、炎症、扭转及睾丸血管病变。

4)内分泌疾病:垂体功能亢进或低下、垂体肿瘤、肾上腺功能亢进或低下、甲亢或甲低均可影响精子生成而造成无精子症。

5)严重全身性疾病和营养不良:可致无精子症。

6)放射损伤及药物:特别是细胞毒性药物,使睾丸生精细胞损害,严重时可致无精子症。

(2)精子输送障碍

1)先天性畸形:常见有附睾头异位、附睾管闭锁、输精管缺如或不发育。

2)感染:淋球菌、结核菌和其他一些细菌感染可引起附睾及输精管阻塞。

3)附睾处囊肿:压迫附睾管引起阻塞。

4)损伤:使输精管道阻塞。

3.无精子症都需要做些哪些检查

无精子症是临床影响最大,病因复杂,检查项目相对多,治疗棘手的疾病,常需要根据情况做以下检查。

(1)精液分析:三次精液常规检查均未发现精子,可诊断为无精子症。

(2)内分泌检查:包括性激素、甲状腺激素、肾上腺激素等。

(3)染色体、基因检测:排除一些引起无精子症的遗传学因素,包括某些先天性因素。

(4)B超检查:常常需要行泌尿系统和生殖系统超声检查,这是最经济无创的检查,初步了解泌尿生殖系统的发育情况,对无精子症的诊断意义重大。

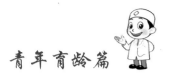

（5）精液脱落细胞学分析：根据精液中脱落的各种细胞来评估睾丸的生精功能，在精道没有梗阻时可取代睾丸活检。

（6）精浆生化检查：无精子症患者通过精浆生化可以了解精道是否通畅。

（7）射精后尿液检测精子：了解是否存在逆行射精的情况。

（8）血清抑制素–B、AMH检查：评估睾丸生精功能。

（9）前列腺、输精管壶腹按摩取精：可尝试按摩前列腺、输精管壶腹取精，评估是否存在精道动力性梗阻。

（10）睾丸穿刺活检：通过睾丸穿刺获取少许的睾丸组织，进行病理检查，了解睾丸生精功能。

4.无精子症该怎么治疗

（1）药物治疗：主要针对非梗阻性无精子症，采取的治疗手段多是促生精治疗，包括西医和中医治疗。

1）西医治疗：包括抗氧化治疗、激素类药物的促生精治疗。

2）中医治疗：包括中药饮片和中成药，通过辨证施治综合调理，改善睾丸生精能力。

（2）手术治疗：主要针对梗阻性无精子症，通过手术手段期望复通梗阻的精道，比如输精管附睾吻合术（图2-2-28）、输精管吻合术、精囊镜探查手术；还有通过手术获取精子，比如显微镜睾丸取精术、附睾穿刺取精术；通过电刺激获得精子，比如经直肠电刺激取精术，适用于不射精症患者。

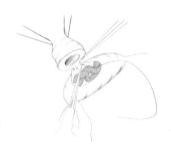

图2-2-28 输精管附睾吻合术

（3）辅助生殖技术：试管婴儿。

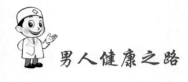

5.无精子症能治好吗

大部分无精子症患者治疗预后较差,特别是无睾症及睾丸病理改变严重的患者。多数无精子症患者治疗后不能达到自然育儿,需通过辅助生殖技术获得后代,甚至领养。部分梗阻性无精子症患者可通过再通术获得自然妊娠。低促性腺性功能减退导致的无精子症预后较好,部分患者经过系统且长时间治疗后能自然生育,但个别的仍需采取辅助生殖技术获得后代。

(七)精子 DNA 损伤——机密电码断了行

1.精子 DNA 损伤与男性不育

一些问题通过常规的观察是不能被发现的,就如"包子有肉不在褶上"。

精子在睾丸内生成,经历层层加工和包装,让男人的遗传物质 DNA 就像包子馅一样包含在精子头部里,上述任何一环节异常都可能影响精子形态和功能,这一层面的问题肉眼看不见,不容易通过精液常规和精子形态学检查结果而得知。精子 DNA 完整性需要通过检测精子 DNA 碎片指数(DFI)和精子 DNA 成熟染色质含量获知。

(1)精子 DNA 碎片指数(DNA frgmentation index, DFI):DFI 是 DNA 形态不完整的精子在所有精子中的比率。DFI 参考值:DFI≤15%,精子核 DNA 完整性好;DFI 为 15%~30%,精子核 DNA 完整性一般,预示男性生育力减弱;DFI>30%,精子核 DNA 完整性差,提示男性有不育的可能。

(2)精子 DNA 成熟染色质含量(high DNA stainability, HDS):精子 HDS 是精子核未完全缩合的不成熟精子占总精子的百分数,反映精子的成熟度。HDS≤15%,表示精子成熟染色质含量正常;HDS>15%,表示精子成熟染色质含量异常。

2.DFI 升高的可能影响因素有哪些

精子 DNA 损伤可能与年龄、感染、不良生活习惯、环境污染、基础疾病等相关,禁欲时间长也可影响精子 DFI。建议对性激素、性腺功能、生殖道感染、精索静脉、不良生活习惯等进行综合评估。

3.DFI 正常,单纯 HDS 升高意义如何,是否需要治疗

DFI 正常,而 HDS 高,若存在精子异常,如少弱畸形精子症,需要积极的治疗,否则意义不大,可以自然妊娠。DFI 反映的是精子 DNA 的完整性,HDS 是精子成熟染色质含量,作为 DFI 的补充依据。精子 DFI 和 HDS 与男性不育关系密切,显著影响精子受精能力,即使成功受精和着床,仍然是导致不良妊娠结局的重要因素。

(八)精液凝固与液化——果冻速变奶油浆

1.射出的精液像果冻一样,正常吗

刚射出的精液一般都是黏稠的胶冻状。5 分钟后凝固状态的精液开始液化,液化之后,里面的精子恢复正常的运动。如果 1 小时内依然不液化,会限制精子游动,从而影响受孕。液化时间延长有可能是疾病导致的,也有可能是前列腺分泌的液化酶功能低下导致的。

男性精液性状包括精液的液化、凝固与黏稠,是精液射出体外后呈现的不同状态,对精子的活动能力及其分布有影响。精液黏稠度高甚至对精子的 DNA 完整性都可能有影响,从而影响男性的正常生育。一般认为精液液化、凝固及其黏稠现象多与前列腺、精囊的生理功能密切相关,其次还可能与免疫因素、性激素水平、泌尿生殖系统感染、遗传因素、生活方式及女性生殖道内环境因素等有关。

2.精液液化与凝固与哪些因素有关

(1)精液液化。

1)精液液化因子主要为由前列腺上皮分泌合成的前列腺特异抗原(PSA),它使得精液在未射出体外的阶段呈液态,便于顺利地从尿道射出,也会让射在阴道内的凝固团状精液变成液态,解除对精子的约束,让精子自由快速地运动。

2)基因突变、遗传因素及生化破坏也可能导致液化缺陷。包括男性附属器官中人激肽释放酶(KLKs)、精液凝集素(SEMGs)、Zn^{2+}、内源性蛋白酶抑制剂和其他病理因素。

(2)精液黏稠:在所有不育男性中占比为 12%~32%。由于高黏性精液

的精子捕获效应,精液黏稠会对精液质量和精子活力产生负面影响。

(3)精液凝固:精液凝固因子由精囊腺体分泌合成。它们让刚刚射出的精液凝结成团,有利于精子在阴道内进一步吸收营养和获能,为精子提供最后一次获能机会。精液凝固因子缺乏会导致精子"走散"或者"被冲走",从而使精子在阴道里停留时间变短,数量减少。

3.我在好几家医院检查过精液,液化结果都不一样,怎么回事

(1)检查因素:如各地区医院实验室条件参差不齐,医务人员的操作存在差异,各个医院执行的检验标准有差异,有些检查人员未严格按照技术操作流程和标准去检测,或者精液黏稠与不液化混淆报告,或者保存精液环境随意,测试环境温度不达标等都会导致不同的医院检测的结果可能不相同,还有临床医师对实验室报告高度依赖,不进行客观分析,"唯报告论",没有综合分析,仓促盲目下结论。

(2)环境、温度因素:季节气候及采精环境的温度对患者采精会有一些影响。一般春、冬季节,气候寒冷,穿着厚实,操作笨拙,患者性兴奋度会低一些,射精可能会偏少。或者将精液标本放在普通室温下,精浆酶活性低,精液液化也会受到影响。

4.精液不液化与不完全液化有多大区别

精液不液化与不完全液化是相对的,只是液化的程度不同而已。大部分精液随着时间延长,原本不液化的精液也会逐渐液化。少数患者的精液即使经过24小时也不液化。完全不液化的精液,眼见成团,吸管难以吸取,也不能涂片,无法进行下一步的精液分析;不完全液化的精液,还是有一部分精液可以吸附、涂片检测,但此情形下精子分布可能不均匀,精液分析参数也不准确,仅供参考。精液不液化时,精子基本不能运动,受孕机会极少(图2-2-29)。液化不全者,部分精子运动部分受限或者受限不明显,受孕能力仍

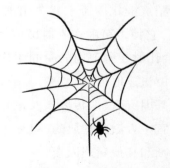

图2-2-29 好比蜘蛛网上被粘住的虫子

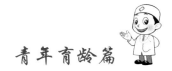

然存在,只是机会相对减少。

5.精液黏稠度增高与精液不液化有什么区别

精液的黏稠度增高与精液不液化是两个不同的概念,应区分开。精液黏稠度是整份精液的液性特征,是在精液液化后的考察指标。只有在精液液化后才能测量黏稠度(或拉丝度),没有液化的精液是无法准确判断它的黏稠度的。黏稠度高的精液是指精液已经完全液化,在精液中存在明显拉丝,其内的精子分布均匀,只是精子向前运动能力可能会受影响,可以计数分析检测。

6.精液不液化怎么治疗

临床治疗前,排除偶然因素和人为因素,要对患者病情综合分析,对精液性状异常的病理因素要全面考虑,进行有针对性的病因检查,如生殖系统彩超、性激素测定、精浆生化、精浆支原体及衣原体检测、前列腺液常规、细菌培养等。治疗目的是让精液液化更充分,黏稠度降低,让精子活跃度增强,增加自然怀孕的概率。

(1)一般治疗:包括戒烟酒(图2-2-30),均衡营养,合理膳食,作息规律,进行适当强度的有氧运动,规律夫妻生活,避免过度纵欲或过分禁欲。

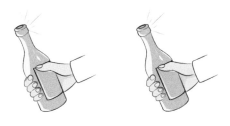

图 2-2-30　酗酒有害健康

(2)对因治疗:目前对于精液不液化的治疗以对前列腺、精囊炎症治疗为主,调整激素水平、对症治疗为辅,最好中西医结合治疗,缺乏针对性的治疗依据和手段。

1)慢性前列腺炎、精囊炎的治疗:主要是治疗前列腺炎和提高前列腺内分泌功能。鉴于前列腺的生理解剖结构的特殊性,病原菌种类复杂,前列腺包膜的存在,且抗生素也会对精子造成损伤的缘故,治疗药物的

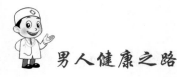

选择需要谨慎。前列腺炎抗生素的选择尽可能根据细菌培养结果和药物穿透前列腺能力的强弱选择。推荐可供选择的抗生素有氟喹诺酮类、大环内酯类、四环素类和磺胺类等药物。还可采取直肠用药治疗,包括前列安栓、野菊花栓等。

2)中医药治疗:常见的导致精液液化延迟或黏稠度高的中医证型有肾阴亏损、肾阳不足、湿热下注或痰瘀阻滞。需要遵循中医辨证施治原则对症使用。肾阴亏损可选择知柏地黄丸、大补阴丸等;肾阳不足可选择金匮肾气丸、右归胶囊、复方玄驹胶囊等;湿热下注可选择萆薢分清丸、龙胆泻肝丸等;痰瘀阻滞可选血府逐瘀胶囊、脉血康胶囊等。

3)辅助生殖技术:对于经治疗仍然无效的顽固性精液不液化或者高黏稠精液的患者,建议及时行辅助生殖技术获得后代。

(九)妊娠失败的男性因素——庄稼欠收种子因

1.老婆老是保不住胎与我有关系吗,怎么办

锄禾日当午,汗滴禾下土——辛勤耕耘了好久,好不容易长出点儿庄稼,结果半路又不长了。这是地的事儿,还是种子的事儿呢?

越来越多的备孕夫妇好不容易怀孕之后未等片刻喜悦,却迎来了悲伤,出现了生化妊娠、自然流产、胎儿畸形、胎停育等一系列不良妊娠问题。这种情况可以大致分为种子(胚胎)和土地(内膜)的因素。胚胎的来源是精子和卵子。男性精子生成等环节受基因调控,千千万万的基因组成了染色体,染色体异常是导致男性不育、女性流产和胎停育的重要因素。妊娠失败的男性因素还包括精子DNA损伤、表观遗传学及修饰异常、高龄、不良的生活习惯等。如果双方遇到这样的问题,一定要"你耕田+我织布",两个人一起查。

2.男性哪些因素会导致老婆老是保不住胎

(1)染色体:基因决定了你是你,我是我,他是他,老王是老王。人的各种特性都由基因决定,无数的基因汇聚到一起就组成了染色体。形象一点儿说,基因是砖,染色体是楼;砖多、砖少、砖质量不好、砖的结构有问题、砖的位置放错都会导致楼的不稳定。医学解释分为染色体数目遗

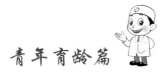

传和结构异常(图 2-2-31),流产和复发性妊娠丢失大多数发生在妊娠早期,50%是由染色体异常引起的,这些异常中 86%是染色体数目异常,6%是染色体结构异常,8%是由其他遗传机制引起的, 如染色体嵌合体和葡萄胎妊娠。数目异常包括整倍体和非整倍体异常,结构异常包括重复、缺失、易位、倒位、插入等。染色体数目及结构异常→精子减数分裂障碍→早期生精阻滞,生精细胞凋亡增加→遗传信息丢失或表达异常→非整倍体及染色体剂量不平衡→可能导致胎停育或流产。

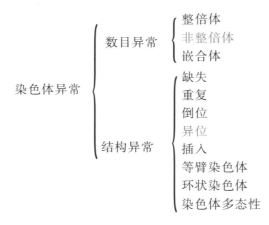

图 2-2-31　染色体异常示意图

所有的精子在形成之前要经过"海关关卡"(纺锤体监测点)进行检查,若精子染色体正常,顺利通过海关,则形成正常精子;若染色体异常,被海关关卡阻拦,则会迅速启动凋亡机制促进异常精子凋亡;但总会有些异常精子逃过海关严查,逃逸后形成了非整倍体精子,从而影响妊娠。

(2)Y 染色体(图 2-2-32)AZF 区微缺失:AZFa 区缺失表现为无精子症,病理表现为唯支持细胞综合征,即无精原细胞,只有支持细胞,同时有睾丸体积缩小。AZFb 区缺失精子发生阻滞在精母细胞阶段,无精子症。AZFc 区缺失可表现为生精异常或不同程度的生精障碍。AZFc 区缺失可能导致性染色体不稳定,在减数分裂时部分或全部丢失而导致胎停育或流产发生。

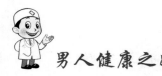

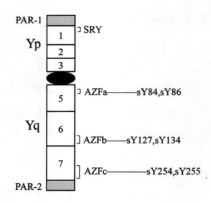

图 32　Y 染色体 AZF 区示意图

（3）基因检测：如前所述，基因是砖，染色体是楼，一般大范围的基因变化会导致染色体变异，但是也有一些特别重要的基因位点的突变、移动、缺失、增多、交换也会导致严重后果，通常是致病性突变。

（4）表观遗传学异常：表观遗传学，简而言之就是环境因素，后天影响。有一项研究表明，在阿富汗服役的澳大利亚士兵回国后生育的后代中，自闭症、多动症的比例高，这和他们在战场上的心态、对战争的认知、目睹战场上的血腥残忍后对精子的影响有关，毕竟万水千山跑到另外一个国家去杀死当地的老百姓，对谁来说都会有一些心理创伤吧！

（5）精子 DNA 损伤：大部分细胞都有能修复自己损伤的能力，但精子除外。精子是个"公子哥"，啥啥干不了，事儿还特别多。成熟精子缺乏胞浆，没有自我修复能力，但成熟的卵细胞具有良好的 DNA 修复功能，将轻微损伤修复完善可以继续妊娠，如果精子 DNA 损伤严重，或者卵子岁数大了、自顾不暇，就没有办法再管精子了，这样就可能发生胎停育或流产。

（6）高龄：男性>40 岁，女性>35 岁，精子卵子老化，凋亡率增加，异常概率高，也是流产和胎停育的重要因素。

（7）不良生活习惯：吸烟酗酒、高温、熬夜、过度劳累、电磁辐射等都会影响生殖健康，从而导致妊娠失败。

（8）内分泌异常：性腺、甲状腺和肾上腺功能异常影响激素水平，如

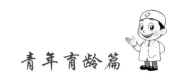

孕激素低、睾酮缺乏、雌激素过高等导致妊娠失败。

(9)感染因素:衣原体、支原体、病毒等感染可能影响妊娠结局。

3.妻子保不住胎的处理策略

妻子保不住胎,尤其是反复流产或胎停育超过 2 次,务必留取流产组织绒毛送染色体核型检查以明确流产原因,男女双方积极就诊,检查染色体核型、生殖系统超声和性激素,男性还要完善精液常规、精子 DNA 碎片和感染指标筛查等,提高自然妊娠,做到优生优育。

(1) 染色体异常容易造成妊娠失败(表 2-2-1):建议做遗传咨询、自然生育+孕 16 周遗传学诊断。

表 2-2-1 染色体数目异常与妊娠失败概率

三倍体	100%妊娠失败
16 三体	100%妊娠失败
13 及 18 三体	95%妊娠失败
21 三体	80%妊娠失败
Klinefelters	50%妊娠失败
45,XO	98%妊娠失败

(2)Y 染色体微缺失:①进行遗传咨询;②进行自然生育+孕 16 周遗传学诊断;③做三代试管。

(3)精子 DNA 损伤:建议查精子损伤原因,针对性治疗。

(4)间接因素:如导致精子染色体异常或 DNA 损伤、电磁辐射、精索静脉曲张等,针对性调整或手术治疗。

目前反复妊娠失败的干预有限,医疗界是各搭各的台,各唱各的戏。即使这样,两次妊娠失败必须就医,尽早治疗;流产有时是一种自然选择,不能盲目保胎,避免保出智障或者先天残疾;即使无任何治疗,约 66%的夫妻仍能正常生育。

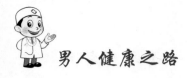

（十）精子不好如何怀孕——要想丰收先育种

生育问题是每个家庭的头等大事,精子异常者对于生育抉择要慎之又慎,尤其是妊娠困难的男性不育患者,可以通过积极临床干预改善精子质量,选择自然妊娠、人工授精或试管婴儿,做到优生优育。

1.精子正常的首选自然妊娠

精液分析精子正常,精子浓度>15×10⁶/ml,精子总数>39×10⁶,前向运动精子≥32%,精子畸形率<96%,建议积极自然受孕(图2-2-33)。平时忌烟、酒、久坐、熬夜、泡热水澡、洗桑拿,以及避免接触有毒有害物质、放射线等。补不补叶酸最好根据叶酸基因型或者红细胞叶酸含量,进行判断,叶酸补多了也不好,还容易增加胎儿畸形风险。

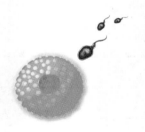

图2-2-33　精卵自然结合受孕

2.精子异常时如何选择妊娠方式

精子异常是指精子浓度、精子总数、精子活力或精子形态等异常,部分患者需辅助生殖技术改善生育,包括人工授精和体外受精-胚胎移植及其衍生技术(图2-2-34,图2-2-35)。那么,精子异常是选择继续自然妊娠,还是要选择人工授精或是试管婴儿呢? 轻度少精子症可以选择自然怀孕或宫腔内人工授精; 少精子症建议采取体外受精-胚胎移植(IVF)或单精子卵胞浆注射(ICSI)助孕(见表2-2-2)。轻度弱精子症可以选择自然妊娠或宫腔内人工授精(IUI),严重弱精子症建议做体外受精与胚胎移植(IVF)或第二代试管婴儿(ICSI)(见表2-2-3)。

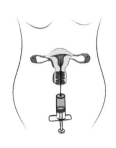 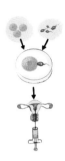

图 2-2-34　宫腔内人工授精(IUI)　图 2-2-35　体外授精与胚胎移植(IVF-ET)

表 2-2-2　少精子症生育抉择

分度	精子浓度(10^6/mL)	精子总数(10^6)	助孕方式
轻度少精	≥10,<15	≥15,<39	NP/IUI
中度少精	≥5,<10	≥8,<15	IUI/IVF
重度少精	≥1,<5	≥2,<8	IVF/ICSI
极度少精	<1	<2	ICSI

表 2-2-3　弱精子症生育抉择

分度	前向运动精子(%)	助孕方式
轻度弱精	≥20,<32	NP/IUI
中度弱精	≥10,<20	IUI/IVF
重度弱精	≥1,<10	IVF/ICSI
极度弱精	<1	ICSI

　　正常精子形态≥4%,但是医生评价这个东西就像你找对象一样,每个人的选择标准也不太一样,有喜欢高的,有喜欢"可爱"的;有喜欢骨感的,有喜欢丰满的。所以精子形态学检测主观性强,标准难以统一,每个实验室的结果都不太一样,所以尽量别换着医院验。对于该项异常选择试管婴儿,把控指征存在争议,应谨慎选择。

男人健康之路

3.小结

精子质量正常或轻度少弱精子症首选自然妊娠,通过增加同房频率或女方卵泡监测指导同房,提高自然妊娠概率;自然妊娠失败者,若处理后的前向精子总数在500万以上,建议IUI;反复IUI失败者选择IVF,对于重度少弱精子症患者可以直接IVF或ICSI,改善生育;具有显著遗传易感性的染色体或基因疾病者,PGT能有效预防疾病垂直遗传。

(十一)射精量与备孕的成功率——干货湿货都重要

经常会有备孕者诉精液量少,少精液症势必影响自然妊娠,导致妊娠失败。备孕男性就诊,医生首先要关注生殖系统发育情况,触诊睾丸及精索结构,了解就诊者夫妻关系和同房情况。

1.精液常规检测

精液常规关键指标包括精液量、精子浓度、精子活力和存活率,精液量也是我们在临床诊疗工作中容易忽视的重点。正常男性一次射精量是2~6ml,精液量<1.5ml者称为精液量少(图2-2-36,图2-2-37)。精子浓度一定的情况下,精液量多,精子总数多,自然妊娠成功率就高(图2-2-38)。

　　　　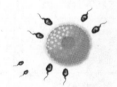

图 2-2-36　　　　　图 2-2-37　　　　图 2-2-38　还是精子多些好怀孕
正常精液量　　　　精液量少

2.精液量少的影响因素

你爱喝粥吗?

哦,你真的爱喝呀,那我就拿粥举例吧。粥是米汤和米粒儿构成的,米汤里的水来自水龙头,米粒儿是地里种出来的,两个东西来源不一样,所以"少精症"这个词特别不准确,少精子症和少精液症是两种情况。

精液主要是由精浆(相当于米汤)和精子(相当于米粒)组成,其中95%的成分是精浆,主要产自精囊腺和前列腺(对,就是那个大名鼎鼎的前列腺),如果两者或其中之一结构或功能障碍均会导致精液量异常。生理性精液量少与射精过于频繁或留取精液丢洒有关,一般建议禁欲2~7天留取精液,较为接近生理指标。

3.病理性精液量少

可见于真性减少,也就是精液生成减少:睾酮缺乏、性腺功能减退、精囊腺前列腺结构破坏或萎缩等。

精液排出少:精液生成正常,但因糖尿病、药物因素、梗阻因素或副交感神经受损等,导致精液排出不全。

具体说来如下。

(1)道堵了:射精管闭锁、射精管囊肿或前列腺囊肿压迫等。

(2)道没堵但是坑太多:糖尿病、盆腔手术或药物影响等肌肉收缩。

(3)巧妇难为无米之炊:内分泌异常、前列腺精囊腺功能障碍导致精浆不分泌。

(4)只能开倒挡:即传说中的逆行射精,膀胱颈部闭锁不全导致射精后精液不走尿道反走膀胱。

(5)其他因素:性刺激不足、尿道狭窄或憩室、精神心理因素等。

4.治疗

有难度。

此病识别困难,治疗效果也差,具体诊断甚至有些复杂。

首先就诊者要积极寻找可能的病因,对因治疗效果显著。

(1)对因治疗:糖尿病或药物因素(坦索罗辛、赛洛多辛等)易致逆行射精,要考虑到相关病因的可能。治疗上控制糖尿病,空腹及餐后血糖控制平稳。

(2)解除梗阻:精囊腺、前列腺结构异常,查生殖系统超声或核磁了解有无结构异常或梗阻性病变;若前列腺精囊腺结构和性腺轴功能正常,可能与副交感神经受损有关,见于糖尿病或盆腔手术后;米多君改善动力性梗阻,促进逆行射精转为前向射精;机械性梗阻选择精囊镜手术,如前列腺囊肿开创术、射精管囊肿祛除术等。

(3)性激素异常,睾酮缺乏,调整性腺轴,应用氯米芬、他莫昔芬、来曲唑等,绒促性素和尿促性素促进精子生成,增加精液量,改善自然妊娠。

(4)上述方案治疗失败,选择人工辅助生殖技术改善生育。

小结:

精液量减少影响自然妊娠,寻找少精液症的可能因素,了解有无睾酮缺乏或精囊腺前列腺结构异常,关注有无糖尿病或盆腔手术史,既往糖尿病或药物应用致逆行射精的可能,对因治疗疗效显著,调控性腺轴增加睾酮水平,米多君改善动力性梗阻,精囊镜手术解除机械性梗阻,增加精液量改善自然妊娠。

(十二)精囊镜–神兵利器动干戈

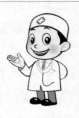

患者:大夫,听说怀不上孩子可以做个精囊镜探查术,这个说法靠谱吗?

医生:精囊镜探查术可以疏通精道梗阻,对部分梗阻性精子异常者有效。

在讨论精囊镜之前,我们先了解精囊腺(图 2-2-39),精囊位于膀胱底部,左右各有一个,长椭圆囊状器官,精囊腺分泌精囊液,含有果糖、蛋白质和无机盐,提供精子的营养物质。

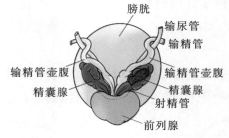

图 2-2-39　膀胱、前列腺及精囊腺(后面观)

1.精囊镜探查术可以治疗哪些疾病

精囊镜探查术是通过内窥镜探查精道和精囊结构异常病变的手术方式,是诊断和治疗精囊及精道疾病的有效手段,适用于血精症、精道梗阻性病变、精囊结构异常病变等(图 2-2-40),尤其是反复血精及影像学发现精囊病变,如精囊结石、精囊囊肿、精囊肿瘤等。

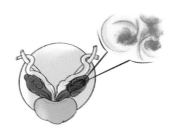

图 2-2-40　精囊出血致血精

2.精囊镜探查术入路方式

精囊镜探查常用两种入路方式:分别是经自然腔道射精管入路和经前列腺小囊开口入路,精囊镜通过精道逆行进入射精管和精囊,可以恢复精道的通畅性,解除精道机械性梗阻,若发现异常病变可以一期处理,如精囊感染清除、精囊肿瘤切除、精囊结石碎石取石、精囊囊肿开窗等,有效祛除精囊疾病,改善血精症。

3.精囊镜探查术的应用

(1)血精症反复发作,保守治疗效果不佳,对本人造成严重的身心影响(图 2-2-41,图 2-2-42)。

图 2-2-41　精液里有血

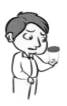

图 2-2-42　怎么血精了?

(2)射精管囊肿、苗勒管囊肿或前列腺囊肿等造成梗阻导致精液或精子异常,如精液量少、梗阻性无精子症或少精子症等。

(3)精囊结构异常病变,如精囊囊肿、精囊感染、精囊结石、精囊肿瘤等(图2-2-43)。

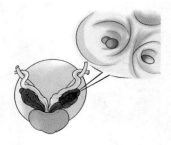

图 2-2-43 精囊结石

4.精囊镜探查术的优势

精囊镜探查术属于微创技术,有其独特优势。经尿道入路进入精囊腺,具有损伤小、不开刀、无出血等优势,有效疏通精道梗阻,增加精液量,改善精子质量,多数患者可达到自然妊娠。术后禁欲1~2周即可,术前做好知情告知,注意鉴别精道动力性梗阻。

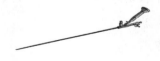

图 2-2-44 精囊镜

5.注意事项

(1)糖尿病长期血糖控制不好造成末梢神经病变,精液量少、精子异常,可能是精道收缩功能障碍,精囊镜可能疗效不佳,建议口服米多君以改善精道动力。

(2)血精症病因多不明确,可能与精囊内感染有关,部分患者进行广谱抗生素治疗有效,精囊镜探查治疗的主要目的是排除肿瘤或其他器质性病变,术后血精复发率高。

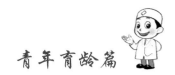

(十三)生殖系统感染——围追堵截华容道

1.前列腺炎会导致男性不育吗

前列腺炎是青壮年男性的常见病,主要症状为排尿不适和会阴及下腹部疼痛(图2-2-45),导致病人生活质量下降。近年来,媒体夸大前列腺炎对性功能和生育的影响,造成病人的困惑,那么前列腺炎到底会不会影响生孩子?前列腺炎病人到底能不能使妻子怀孕?要明白这些问题,你还要对前列腺炎有所了解。

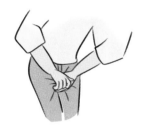

图2-2-45 会阴及下腹部不适或疼痛

2.前列腺炎分型

前列腺炎共分为四种类型,90%以上为无菌性前列腺炎,少数细菌性前列腺炎对抗生素也是比较敏感的,经过规范的治疗,多可治愈,没必要顾虑太多。确定这些感染也比较容易,做一下前列腺液的培养就行了。

3.前列腺炎误区

现在医学界的共识是,前列腺炎不是一个严重的疾病,也不属于性传播疾病,并且临床观察也未发现男方患前列腺炎就会影响到女方生殖系统的功能和生育。我们发现即使是反复发作多年的慢性前列腺炎患者也照样可以添龙加凤。因此,前列腺炎病人不必禁欲,适当频率的性生活对前列腺炎的康复是有利的,当然要改变一些不良的生活习惯,比如抽烟、酗酒、熬夜、久坐等。

发现不育症或性功能障碍就归咎于前列腺炎,是不对的,也不要错误地认为药物不能进入前列腺而放弃有效的药物治疗。不要过度医疗,

男人健康之路

例如盲目采用理疗、前列腺注射治疗等,既增加了患者的经济和心理负担,也延误了原发疾病(不育症等)的治疗时机,务必规范治疗前列腺炎。

需要提醒的是前列腺炎可能与精液液化黏稠异常、精子运动力弱、存活率低有关系,所以,多起来走一走、遛一遛对前列腺炎恢复有好处,对精子质量改善也有好处。

(十四)附睾感染——仓库失火殃池鱼

附睾炎早期治疗预后良好,一般不会有太大的影响。慢性附睾炎反复发作易引发精道梗阻致男性不育(图2-2-46,图2-2-47)。

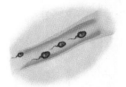 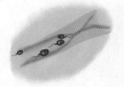

图2-2-46　正常通畅的附睾管道　　　图2-2-47　阻塞的附睾管道

针对患者关注的上述问题,我们讨论附睾炎对生殖道和精子的影响,探讨附睾感染与男性生育力的关系(图2-2-48)。

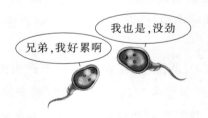

图2-2-48　附睾炎症可以伤精

1.附睾长在哪,有什么用

附睾长在睾丸上方,是精子输出的通道,也是精子的必经之路(图2-2-49)。附睾的作用是存储和营养精子,促进精子成熟。附睾分为头、体、尾三部分,附睾炎容易引起精道梗阻,梗阻部位常发生在附睾尾部。

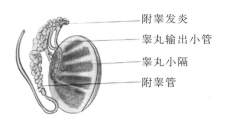

图 2-2-49　附睾示意图

标注（从上到下）：附睾发炎、睾丸输出小管、睾丸小隔、附睾管

2.附睾炎表现与感染来源

急性附睾炎多表现为一侧阴囊坠胀感或睾丸疼痛,可伴有发烧,阴囊红肿增大伴显著压痛。慢性附睾炎一般无显著症状或仅表现为附睾结节增大,少数反复发生阴囊疼痛不适,通过超声检查可以明确诊断。

尿路逆行感染影响生殖道是常见的感染途径,细菌感染较少影响睾丸,而病毒性感染以侵犯睾丸为主,如腮腺炎病毒或手足口病毒感染等。感染来源如下。

(1)继发于前列腺炎或尿路感染。

(2)经尿道前列腺电切术,尿液返流入射精管引发逆行感染。

(3)无菌尿返流进到射精管,免疫反应诱发化学性附睾炎。

(4)血行播散致生殖道感染。

3.附睾炎的临床治疗

(1)急性附睾炎:早期足量敏感抗生素治疗有效,建议静脉应用三代头孢或左氧氟沙星 1~2 周,而后更改口服药物维持治疗 2~4 周,外敷雷夫奴尔有利于促进炎症吸收消散,防转为慢性附睾炎。

(2)慢性附睾炎:一般无显著症状,或仅表现为附睾结节,可伴有阴囊反复疼痛不适等。

1)托起阴囊,局部热敷以促进炎症消退。

2)精索封闭注射缓解慢性阴囊疼痛。

3)反复发作者可行同侧输精管结扎或附睾切除术,但不利于生育力保护。

4)附睾炎迁延不愈者可采取中药治疗。

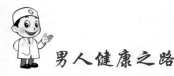

5)慢性顽固性附睾炎引发的精道梗阻的无精子症可行附睾输精管吻合术(图2-2-50)。

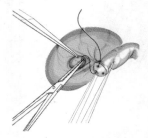

图 2-2-50　显微输精管附睾吻合术

4.附睾炎的危害与男性生育力保护

附睾炎易损害精子质量和堵塞生殖道,使精子活力下降、浓度减低、数量减少,从而影响男性生育,精子排出通道受阻致精子减少或无精子,导致男性不育(图2-2-51)。

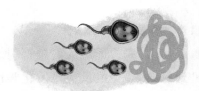

图 2-2-51　附睾管堵了

(1)急性附睾炎患者在控制感染的同时,应保护睾丸的生精功能。附睾炎后精道输出受阻致精子异常,定期复查精液常规是必要的,积极给予活血化瘀、促生精和抗氧化治疗改善精子质量。

(2)附睾炎合并睾丸炎破坏睾丸结构,明确致病微生物感染,积极对因治疗,防止睾丸缩小变软,最大程度保护男性生育能力。

(3)慢性附睾炎或附睾结节堵塞单侧精道形成梗阻,妥善保护对侧睾丸功能及精道的通畅性。

(4)附睾炎梗阻致无精子症应行显微输精管附睾吻合术,术后复通率可达70%以上。

(5)睾丸穿刺取精+二代试管婴儿技术(ICSI)生育后代。

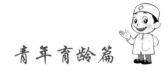

(十五)艾滋病与男性生育力——病毒阻断有办法

家属:大夫,我家先生不幸感染了艾滋病,我们将来还能有可能生育自己的孩子吗?

医生:当然是有希望的,首先要积极控制HIV病毒,确保血清检测不到HIV病毒。如果自然试孕不成功,可以选择有治疗艾滋病能力的辅助生殖机构,解决生育问题。

1.病毒对生殖的影响

众所周知,慢性病毒感染是男性不育的危险因素之一,HIV、HBV、HCV、HPV等存在于精液中,会对精子活力和精子DNA完整性产生潜在的危害,HPV感染会影响精子受精能力、增加妊娠流产概率。任何病毒感染对男性生殖功能的负面影响是显而易见的,此外,抗病毒治疗可能会进一步损害精子各个指标和参数。

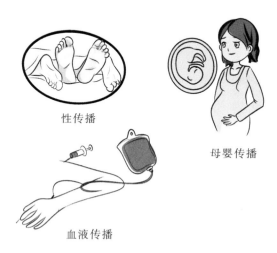

性传播

母婴传播

血液传播

图 2-2-52　艾滋病三条传播途径

2.病毒与人类共存

可感染人类的常见病毒,如艾滋病病毒、寨卡病毒和埃博拉病毒,在进化过程中多次定植于人体,最终成为内源性病毒。HIV 会以游离病毒颗粒的形式存在于精液中,侵犯白细胞、巨噬细胞和淋巴细胞,男性睾丸、附睾、前列腺和精囊腺的免疫细胞也常常会受累,受感染的免疫细胞主要集中在器官间质内,也可以在上皮组织。前列腺和精囊腺感染率高于附睾和睾丸(图 2-2-53)。

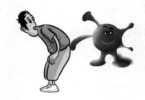

图 2-2-53　小心病毒感染

3.HIV 病毒侵犯睾丸

睾丸可以是多种病毒的宿主,HIV 病毒可以突破血睾屏障侵犯睾丸(图2-2-54)。睾丸内白细胞是 HIV 病毒最常攻击的对象,睾丸间质细胞中的巨噬细胞和 T 淋巴细胞也常常受累,虽然生精细胞抗病毒防御能力较弱,但较少受到病毒攻击。睾丸具有免疫特权,允许精子耐受,依赖于血睾屏障和局部免疫抑制环境,由于 HIV 主要受体 CD4 在精子中缺失,纯化的精子一般找不到 HIV/DNA,换言之,HIV 病毒不会附着于运动的精子,对辅助生殖影响不大。

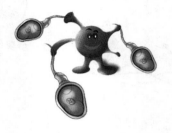

图 2-2-54　病毒可损害睾丸生殖功能

4.HIV 阳性后代健康选择

HIV 阳性患者想要自己的孩子前接受抗逆转录病毒治疗是辅助生殖的一种理想选择,但治疗后精子质量可能会进一步受损,比如精子浓度降低、精子活力下降、精子 DFI 显著增加等。理论上血清病毒载量为 0,但一般低于 50 拷贝数/ml 血浆则检测不到。通常认为性传播方式就不会传染女方,当然,通过检查精液发现 HIV 病毒载量在检测水平以下更为可靠(图 2-2-55)。

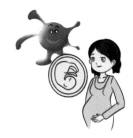

图 2-2-55　病毒会传给宝宝吗

5.筛选健康精子

男方接受规范高效的抗逆转录病毒治疗且病毒持续被抑制,女方接受连续服药的暴露前预防,将精液进行密度梯度法和上游法的两步洗涤,再通过高度敏感 PCR 进行检测筛选精子,最大程度地将精液中白细胞及精浆内的 HIV 病毒分离出去,将筛选的精子用于辅助生殖助孕,将有效阻断单纯男方 HIV 阳性病例的性接触传播风险。

6.生殖中心的担忧

尽管如此,国内各大生殖中心仍担心 HIV 垂直传播的微弱风险,拒绝了大批的 HIV 阳性辅助生殖生育需求。有医生说是伦理通不过,也有大夫说是政策不允许,还有学者说根本就没这回事,只是各大生殖中心对 HIV 过度担心和忧虑罢了。事实上,HIV 阳性人群自然妊娠失败,想要通过辅助生殖技术孕育健康后代,虽然技术可行,但实现难度极高!

目前,不是所有的生殖中心都能为 HIV 阳性患者行辅助生殖技术助孕,一定要在有这方面治疗经验的生殖中心行助孕治疗,阻断垂直传播风险,生育健康宝宝(图 2-2-56)。

男人健康之路

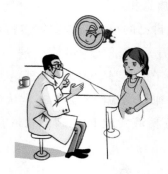

图 2-2-56　专科咨询、治疗

7.温馨提示

洁身自好,远离 HIV 病毒,拒绝无保护性行为,做好安全保障措施,万一不慎暴露,请及时服用抗阻断药,如替诺福韦/恩曲他滨,做好孕前检查(图 2-2-57),还您一个幸福的家庭,还有一个健康的宝宝。

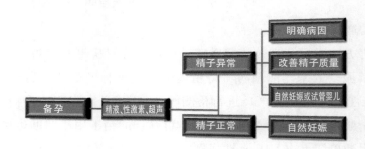

图 2-2-57　做好孕前检查

◆ 健康问答—有问必答
◆ 知识科普—健康养生
◆ 健康管理大讲堂—名师讲授

三、生殖遗传——密码错译

(一)卡尔曼综合征——嗅觉减退发育慢

你知道 KS 吗?

卡尔曼综合征(kallmann syndrome, KS)是一种遗传异质性疾病。由于下丘脑病变导致 GnRH 分泌不足,LH 和 FSH 分泌减少,睾酮缺乏,伴有嗅觉减退或消失。KS 核心问题是性腺功能减退和嗅觉障碍,表现为外生殖器幼稚型和青春期第二性征不显。

1.发病机制

随着深入的研究与探讨,发现 1/3 患者存在家系遗传,诸多基因突变与 KS 的发病有关, 如 *KAL1*、*FGF8*、*PROKR2*、*PROK2*、*GRP54* 和 *CHD7* 等,这些基因的功能与 GnRH 神经元迁徙、GnRH 的合成释放与作用密切相关,基因突变导致性腺轴呈低促状态。

2.临床诊断

KS 多见于男性,男女发病比例 5:1,性腺轴功能异常致雄激素缺乏,骨骺闭合延迟,患者存在嗅觉减退或缺失,青春期发育迟缓或缺失,喉结不明、无胡须/腋毛/阴毛或稀少、小阴茎、睾丸小而软。性激素表现为睾酮低下、LH 及 FSH 降低,部分患者性生活困难。超声显示双侧睾丸小,MR 进一步除外垂体结构性异常病变。

根据典型的临床表现,诊断 KS 并不难,病因学诊断需要进行全基因组外显子测序,寻找致病基因。

3.临床治疗

KS 在青春期前难以被发现,多在青春期或成年后因发育迟缓或阴茎短小而就诊。早期(青春期)以睾酮(40~80mg 每天 2 次随餐)补充治疗为主,促进外生殖器和男性第二性征发育。

生育年龄,建议早婚早育,应用尿促性素(75~150IU 肌肉注射 每 3 天 1 次)联合绒促性素(2000~4000IU 每 3 天 1 次)1~2 年增强睾丸功能,改善性生活,促进精子生成,90%以上 KS 治疗后出现精子,部分患者可自然受精,还有部分患者可行辅助生殖助孕生育后代。

若担心后代遗传,建议行基因检测和遗传学咨询。必要时可选择三代试管婴儿(PGT)筛选胚胎。

(二)克氏综合征——染色体多惹麻烦

1.先天性"小鲜肉"

克氏综合征(Klinefelter 综合征)是父方或母方多给了男孩一条额外的 X 染色体(图图 2-3-1,图 2-3-2),使正常的 46,XY 变成了 47,XXY,导致男孩阳刚之气略减,而"小鲜肉"体质伴随终生,发病男婴占新生男婴的 1/1000。

图 2-3-1 46,XY(正常男性核型)   图 2-3-2 47,XXY(克氏综合征)

2.临床表现

患者从出生后到青春期前与一般男孩子无明显差异,少数人比较内向、不善表达;青春期症状逐渐显现,表现为高个子、阴毛和胡须又少又稀、皮肤细腻、阴茎短小、睾丸小且硬、乳腺发育、语言和学习能力差等;成年后多因勃起差或不怀孕看病,随着年龄增长可能出现肌力弱、骨质疏松、代谢紊乱等。

青春期或成年期典型的临床表现和染色体核型检查确诊本病。检查血睾酮减少、雌激素升高、血 LH 和 FSH 升高。本病虽然属于染色体病,但它并不遗传给后代,后代几乎不会再得这个病。

3.治疗目标

(1)促进男性第二性征发育:胡子、腋毛、阴毛生长,防止精力、体力、性功能减退等(图 2-3-3)。

(2)挽救和保护男性生育功能。

(3)防治雄激素导致的糖脂代谢紊乱、骨质疏松。

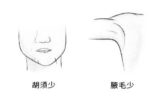

胡须少　　腋毛少

图 2-3-3　胡须、腋毛稀少

4.治疗方案

(1)补充睾酮治疗。

1)治疗时机:推荐青春期治疗。

2)剂型及剂量:肌内注射制剂以及口服制剂,十一酸睾酮针剂 125~250mg,每 2~4 周注射 1 次;十一酸睾酮胶丸 40~80mg,每日 2 次,随餐服用。

(2)其他治疗。

1)保留精子:克氏综合征患者年龄越大精子越差,青春期应尽可能取精并冷冻保存;成年如果没有精子,可采用显微镜下睾丸切开取精(m-TESE)联合二代试管婴儿(ICSI),总体成功率为 50%左右。

2)乳腺发育:口服他莫昔芬或手术切除腺体。

3)代谢管理:监测血糖、控制体重、纠正糖脂肪代谢紊乱。

4)遗传咨询和产前诊断:怀孕后可通过羊水穿刺来诊断胎儿是否有遗传(图 2-3-4)。

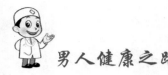

男人健康之路

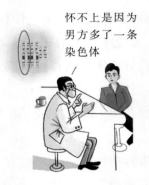

怀不上是因为男方多了一条染色体

图 2-3-4 遗传咨询

(三)超雄综合征——超级男儿未必强

超级男儿——47,XYY。

47,XYY 综合征,又称超雄综合征,是一种性染色体异常的遗传性疾病,可能是精子产生时便带有两个 Y 染色体,也可能是受精卵早期细胞分裂过程中 Y 染色体不分离造成的(图 2-3-5,图 2-3-6)。这种综合征是偶发性的,通常不是父母遗传的。

图 2-3-5 46,XY(正常男性核型)　　图 2-3-6 47,XYY(超雄综合征)

1.临床表现

超雄综合征患者一般身材高大,偶尔可见隐睾、尿道下裂、小阴茎等;智力一般是正常的,部分有开口说话迟、学习障碍、注意力容易不集中、

120

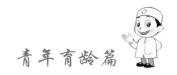

易怒、动作较不协调、胸肌力量较弱等。

大多数男性可以生育正常的后代,超雄综合征的男性因为症状不明显,可能永远不会被诊断,一部分男性是因为不育而被发现的。

2.诊断

染色体检查:核型为 47,XYY 即可诊断。

3.治疗

目前医学上是无法去除多出染色体的。家庭支持可以帮助患者克服学习及情绪上的障碍。不育的男性可通过药物治疗或选择辅助生殖技术来生育后代。

一对夫妻如果有生育过超雄综合征的孩子,那再生育一个患有该综合征的孩子的概率不会增加。对于超雄综合征的男性,他的下一代患有超雄综合征的风险也不会增加。虽然超雄综合征的男性会产生多一条 Y 染色体的精子,但一般认为这样的精子不太可能存活下来。

(四)Y 染色体——雄壮男儿有缺憾

Y 染色体是男性特有的吗?

对。

男人大概都是外强中干吧,有基因为证,即 Y 染色体极为娇弱,受诸多因素影响,容易发生结构和功能改变,从而导致性发育和精子异常(图 2-3-7,图 2-3-8)。

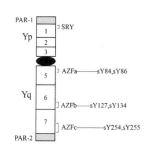

图 2-3-7 46,XY(正常男性核型)   图 2-3-8 Y 染色体

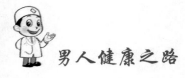

1.Y染色体的作用

(1)性别决定作用:Y染色体上有决定男性性别的基因,叫作SRY基因,可以诱导睾丸分化。

(2)生育力决定作用:Y染色体上有调控精子发生的基因,又称无精子症因子(AZF),包括兄弟三人,分别是AZFa、AZFb、AZFc,少了一个都难成大业。

2.Y染色体的异常及影响因素

人类Y染色体正在以每年1%的速度逐渐递减,娇弱的Y染色体容易发生结构和数目异常。父亲的染色体受到理化因素、生物因素、高龄因素、遗传因素、自身免疫因素等影响容易引起子代染色体异常。

(1)物理因素:人类所处的辐射环境,包括天然辐射和人工辐射(放射辐射、工业照射、爆炸尘埃等)环境,电离辐射常导致染色体异常改变。

(2)化学因素:人类接触的化学物质,包括天然产物和人工合成物质(农药、抗代谢药、抗肿瘤药等),可通过各种渠道进入人体引起染色体畸变。

(3)生物因素:病毒(如腮腺炎病毒)感染影响生殖细胞,会诱发染色体畸变。

(4)高龄因素:高龄配子老化,修复能力下降,常常导致染色体不分离。

(5)遗传因素:父母亲染色体异常使后代异常概率增大,存在家族遗传倾向。

(6)自身免疫因素:自身免疫因素在染色体不分离中发挥一定作用。

3.Y的异常与男性不育

Y染色体异常花样多,常见数目增加或减少、结构重复、倒位等等,其中以AZF微缺失最为常见。

(1)什么时候应该查Y染色体AZF微缺失?

1)无精子症。

2)重度少精子症(精子浓度<500万/ml)。

3)建议Y染色体易位、倒位或小Y等。

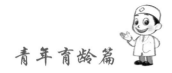

4）有 Y 染色体 AZF 微缺失的家族史。

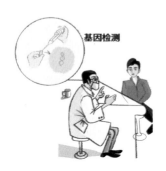

图 2-3-9　Y 染色体基因检测

（2）处理原则如下。

1）AZFa 缺失和 AZFb 缺失者几乎不能生育后代,以供精生育为主。

2）AZFc 缺失精子表现各异,精子浓度高可自然妊娠,无精子症也可通过显微取精获得精子进行二代试管婴儿(ICSI)。

3）AZFc 缺失存在垂直遗传,且有进一步加重可能,若夫妇要求并同意,可采用胚胎植入前遗传学检测(PGT)选择生育女孩(图 2-3-10)。

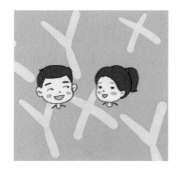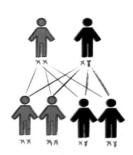

图 2-3-10　胚胎植入前遗传学检测选择生育女孩

（五）输精管去哪里了——烂尾工程难修复

先天性输精管缺如占男性不育的 1%~2%,梗阻性无精子症占比10%~20%,与囊性纤维化病(CF)的关系密切。CF 典型表现是男性患者伴有先天性双侧或单侧输精管缺如(图 2-3-11)，导致梗阻性无精子症。

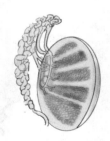

图 2-3-11　输精管缺如

1.发病机制

内生殖道来源于中胚层一对中肾管和副中肾管，在 *SRY* 基因作用下，中肾管分化附睾管、输精管、精囊腺与射精管，胚胎早期中肾管分化受阻致输精管发育异常或缺如，常伴有精囊腺缺如。过去认为这可能与遗传、放射线、化学、病毒以及环境等因素有关，近年发现 CF 中95%合并先天性输精管缺如。

CF 是一种基因病，由 7q 染色体上囊性纤维化跨膜转运调节物(CFTR)基因突变所致。先天性输精管缺如存在双侧或单侧缺如，完全或部分缺如。单侧输精管缺如(CUAVD)常合并同侧肾缺如，发生率高达72%~85%，通常无 CFTR 基因突变，双侧输精管缺如(CBAVD)肾缺如发生率为 11%~21%，所以，输精管缺如者建议做泌尿系超声检查(图2-3-12)。

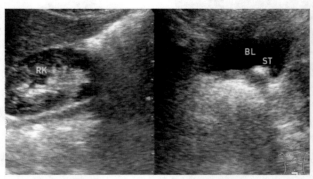

图 2-3-12　泌尿系超声检查

2.临床表现

先天性输精管缺如多以不育就诊，第二性征及外生殖器发育无异常。阴囊触诊不能触及输精管,少数患者输精管缺如发生在盆腔段。睾丸体积和质地通常正常,精液检查无精子,精液量少,透明稀薄,无黏滞性,果糖阴性,pH 值呈酸性,而 FSH、LH 与睾酮水平均正常。

CBAVD 和 CUAVD 通过体检和超声检查明确诊断,属于梗阻性无精子症,但要与其他原因引起的无精子症鉴别,如附睾梗阻、射精管囊肿梗阻、克氏综合征或卡尔曼综合征等。

3.治疗

先天性输精管缺如患者自然生育已无可能,随着辅助生殖技术的日益成熟,助孕成功率逐年升高,生育问题已不再是难题(图 2-3-13)。

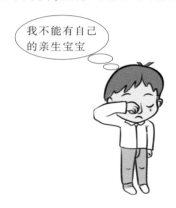

图 2-3-13 辅助生殖技术能帮你

通过附睾穿刺(PESA)或睾丸穿刺(TESA)获取精子行卵胞质内单精子注射(ICSI)是目前解决 CBAVD 患者生育问题的最佳方法。

建议先天性输精管缺如患者在行辅助生殖助孕前行遗传学咨询及夫妇双方行 CFTR 基因检测,知情告知后代可能的发病概率。若双方携带致病基因,则胚胎发病概率较高,子代患病风险为 25%~50%。患者也可考虑选择三代试管婴儿生育健康后代。

(六)多囊肾与生育——遗传咨询很有必要

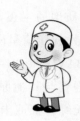

家属:我们家族有多囊肾的病史,我的肾脏是正常的(图 2-3-14),要小孩的话会遗传吗?

医生:多囊肾(图 2-3-15)大多属于常染色体显性遗传疾病,后代发病率比较高,但也可以预防。

成人多囊肾属于常染色体显性遗传疾病,人群发病率为(2~4)/10000,通常是由位于 16p13.3 的 *PKD1* 基因突变所致,致病基因存在两种来源方式,分别是亲代遗传和新发突变,绝大多数先证者父母亲已具有多囊肾表型和致病基因,仅有 8% 的病例来自新发突变。

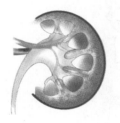

图 2-3-14 正常肾脏

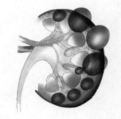

图 2-3-15 多囊肾

1.多囊肾与精子异常

多囊肾通常不会影响精子质量,绝大多数患者可以自然受精,因为显性遗传方式,后代再发多囊肾概率高达 50%,无论男女。成人多囊肾常见症状是腰腹部疼痛、血尿、尿路感染、肾结石等,严重影响肾脏功能,多死于肾衰竭和尿毒症。

多囊肾合并无精子症的概率低于 5%,属于罕见疾病,更需重视。多囊蛋白是表达于肾小管上皮纤毛和精子鞭毛的一种蛋白,多囊肾往往有多囊蛋白的表达异常,造成精子运动能力缺陷,由于 *PKD1* 致病基因作用导致精子输出通道动力不足,发生动力性梗阻(图2-3-16)。动力性梗阻是由组织自身缺乏收缩力所致,而不是由机械性堵塞所致,手术疏通技术往往是无效的,经睾丸穿刺取精行试管婴儿实为上策。终末期肾病可能导致精子发生受损和睾丸损伤,尿毒症者常合并精液量减少、少弱精子症,甚至无精子症。

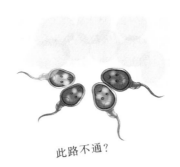

此路不通?

图 2-3-16　动力性梗阻所致

2.肾囊肿与多囊肾

肾囊肿与多囊肾不是一回事。

(1)肾囊肿:肾囊肿(图2-3-17)通常是在肾脏表面突出的充满液体的球形囊肿,具体病因不完全清楚。肾囊肿一般不会引起症状和严重并发症,不会损坏肾脏功能,少数肾盂旁囊肿(图2-3-18)增大会压迫正常肾单位,从而影响肾功能,此时需寻求治疗,腹腔镜下肾囊肿去顶减压术是一种可选良策。

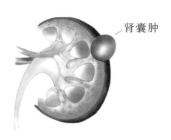

图 2-3-17　肾囊肿

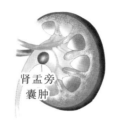

图 2-3-18　肾盂旁囊肿

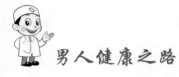

男人健康之路

（2）多囊肾：多囊肾的特征是肾脏上形成许许多多囊泡，大小不等。肾脏结构严重扭转变形影响肾脏功能，引起慢性肾功能衰竭，肾囊肿往往合并多囊肝，需要临床关注。

3.多囊肾遗传方式

多囊肾按照常见的遗传方式分为常染色体显性多囊肾（ADPKD）和常染色体隐性多囊肾（ARPKD）。ADPKD 是最为常见的遗传方式（图2-3-19），成人 *PKD1* 占 85%~90%，*PKD2* 占 5%~15%，后代发病率为 50%。婴儿型多囊肾又称常染色体隐性遗传性多囊肾，属于常染色体隐性遗传，*PKHD1* 定位于染色体 6p21.1-p12.6，发病率为 1/10000~1/6000，父母亲同时携带致病基因，后代发病率为 25%，多数在出生后 6 个月内死亡，少数存活至成年。

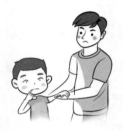

图 2-3-19　家族遗传病

4.爱人是多囊肾,还能生健康的宝宝吗

可以的,最好选择三代试管婴儿!

ADPKD 的主要致病基因为 *PKD1* 和 *PKD2*,子代患病的概率为50%,自然妊娠或一、二代试管婴儿后代遗传概率为 50%。所以,先证者或携带致病基因者备孕前建议进行遗传学咨询（图2-3-20）,做好知情选择,建议:①自然妊娠+NIPT(筛查染色体非整倍体异常),后代可能遗传;②三代试管婴儿(PGT-M),优选正常胚胎,避免后代遗传。

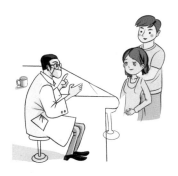

图 2-3-20　遗传咨询

(七)保胎失败与遗传学检测——优生优育有学问

胎儿畸形、反复胎停育和流产……好难过!

怎么办啊?

无论是第几次,务必要关注你的染色体和基因异常,根据具体情况选择适宜的检查项目以明确可能的致病因素,改善下次怀孕的结局,改善生育。

1.染色体核型分析

最基础、最重要的检查,观察染色体的数目和结构异常,可发现 5~10Mb 或以上的重复、缺失、易位、倒位或嵌合等。

反复流产和胎停育、性别不确定、性发育不良、女性身材矮小或闭经、男性不育(精子浓度<10×10⁶/ml)都需进行染色体核型检测(图 2-3-21)。

染色体核型检测临床最为常用,较为简单,便于临床识别。

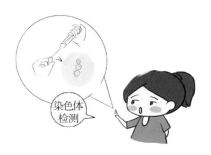

图 2-3-21　染色体检测

2.基因测序

要明确一点:近年来测序快速发展,基因测序深度有深有浅,测序结果千差万别,需要临床仔细甄别。

(1)染色体微阵列分析(CMA)。

高分辨率的全基因组筛查,又称基因芯片,主要用于检测染色体是否存在非整倍体、CNVs、杂合性缺失、单亲二倍体、整三倍体及多倍体等。可检测很细小的重复或缺失,常用于绒毛、羊水、脐血或胎儿组织样本的遗传学检查,但无法检测出单个基因的点突变。

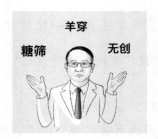

图 2-3-22　全基因组筛查

(2)微阵列比较基因组杂交技术(aCGH):用于有染色体疾病家族史的夫妇、反复死胎流产的病因检测,不孕不育不明的夫妇、产前遗传学诊断,不明原因畸形或发育迟缓的检测等。

aCGH 分辨率和灵敏性高、全基因组覆盖、不需要细胞培养、结果更准确、更有效检出嵌合体,可检测核型分析无法获得的全基因组显微结构异常,缺点是不能发现平衡易位。

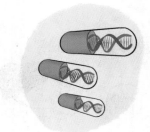

微阵列比较基因

图 2-3-23　微阵列比较基因组杂交技术

(3)微阵列单核苷酸多态性分析技术(aSNP):SNP 是单个核酸位点的变化,是基因组最常见的变异,aSNP 微阵列可检测大量的细微 DNA 改变、CNVs、染色体结构重排等,同时对 23 对染色体都进行分析,也能够用于确定单个基因的突变。

(4)荧光原位杂交技术(FISH):FISH 检测简单,出结果速度快、精确度较高、可重复性强、空间定位准、不需细胞培养,容易发现嵌合体,但 FISH 只能检测目前已知的病变位点,不能检测未知病变。Williams'综合征、46,XX 男性性逆转综合征、乳腺癌、宫颈癌、非小细胞肺癌、前列腺癌等疾病诊断常用。

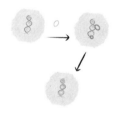

FISH

图 2-3-24　荧光原位杂交技术

(5)多重酶连依赖探针扩增(MLPA):MLPA 检测已知的不变序列,不能确定突变的确切位点。通过产前绒毛、羊水、脐带血、外周血、组织样本在内的多种类型样本进行检测分析以确定微缺失/微重复综合征病人先证者家系验证或胎儿检测。

人类基因是二倍体,样本有两个拷贝比例为 1.0,即样本探针获得的基因数量与参考样本相同,如果比值为 0.5,则该基因在个体单拷贝,意味着目标基因杂合缺失;如比值是 1.5,则存在目标基因三体。

(6)第二代测序技术(NGS),又叫高通量测序法或深度测序法。

1)拷贝数变异测序或 CNV 测序(CNV-seq):CNV-seq 就是大夫口中经常提到的"低深度测序"(图 2-3-25),适用人群包括高龄、产前筛查高风险、超声异常等人群。

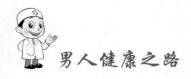

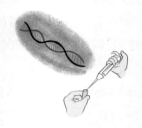

图 2-3-25　低深度测序

2）全基因组测序(whole genome sequencing, WGS)：WGS 最适合应用捕获测序检测的基因变异形式是点突变和小的插入缺失，临床应用于遗传性疾病诊断。东西挺好，就是有点儿贵，得 10000 块钱左右。

3）全基因组外显子测序(whole genome exome sequencing, WES)：外显子仅占基因组的 1% 左右，但却包含了绝大部分的已知致病突变，将外显子域分离出来后单独进行测序，后续的分析就能降低 99% 的工作量，极大地加快了分析的速度，这就是 WES，是一种高效识别可能致病突变的方法，说白了，就是性价比超高(图 2-3-26)。

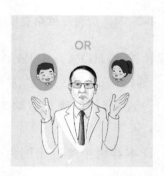

图 2-3-26　性价比高

4）靶向重测序(targeted resequencing)：靶向重测序将一组基因或基因组区域分离出来并对其进行测序，测序成本低、测得更准，尤其适用于检测少量基因。在遗传突变、肿瘤筛查等领域，靶向区域测序所能达到的灵敏度也是全基因组测序完全无法实现的。

3.小结

若不考虑测序成本或全面检测各类基因组变异，特别是结构变异，WGS 无疑是最好的选择；预算如有限则选择 WES，但是 WES 不大适合用于鉴定结构变异，少量基因可以直接选择靶向测序，测序成本低且准确度高。产前必要的染色体和基因检测，有助于优生优育(图 2-3-27)。

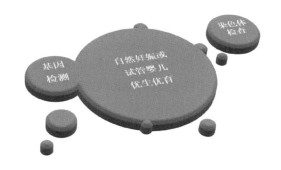

图 2-3-27　产前必要的染色体和基因检测

扫码领取

◆ 健康问答—有问必答
◆ 知识科普—健康养生
◆ 健康管理大讲堂—名师讲授

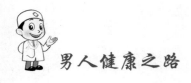
四、生殖取精手术——无中生有

（一）睾丸穿刺取精术——池塘有鱼要垂钓

我们知道睾丸是个生殖器官，主要的功能是生产精子和雄性激素。睾丸穿刺取精术常用于无精子症患者的诊断与治疗，通过穿刺手术获得精子，再通过"试管婴儿"技术来解决生育问题；也可以穿刺获得睾丸组织用于病理活检来诊断属于哪一类的无精子症。睾丸穿刺取精适合一切梗阻性无精子症患者。

1.手术方法

手术者左手固定睾丸，绷紧表面皮肤，以睾丸前中部为穿刺点，右手持 10ml 或 20ml 注射器，排空注射器空气，经皮垂直刺入睾丸至穿破白膜，注射器维持负压吸引的同时左手适当挤压睾丸退出注射器针头，可见生精小管被引出，获得的精子用于助孕治疗或组织行病理诊断(图 2-4-1)。穿刺点压迫以防止出血。

2.手术特点

操作方便简单，可重复操作，局部麻醉即可。穿刺手术创伤小、恢复快、不住院。

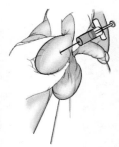

图 2-4-1　睾丸穿刺取精术

（二）附睾穿刺取精术——储存间内有乾坤

附睾是储存精子的"仓库"，也是精子获取能量的地方。但附睾容易受"伤"，因一些炎症引起附睾的阻塞，造成精子出不来无法生育。还有一些先天性输精管缺失的患者也是精子出不来。对于一些无意愿通过手术修复输精管道的梗阻性无精子症患者、输精管缺如的患者可通过附睾穿刺取精（图 2-4-2），获得的精子用于"试管婴儿"，解决生育。

1.手术方法

手术者左手固定附睾体部，绷紧表面皮肤，右手持 1ml/2ml/5ml 注射器，吸取 0.1~0.5ml 培养液后，选择附睾头部、体部或尾部为穿刺点，刺入附睾，吸出附睾液，一般呈淡乳白色或乳黄色。附睾液送检可见大量或少量的活动精子，当然也能见到不活动的精子。手术结束后压迫穿刺点以防止出血。

2.手术特点

操作简单，损伤小，可重复操作，局部麻醉即可。

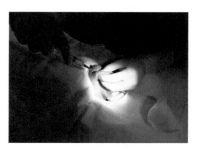

图 2-4-2　附睾穿刺取精术实例

（三）显微睾丸取精术——掘地三尺寻子孙

显微镜下睾丸切开取精术（M-TESE）是利用光学放大设备（手术显微镜）和显微外科器械进行的精细手术，是通过 16-25X 光学放大设备，选择睾丸血管分布相对较少或无血管的区域切开阴囊皮肤、肉膜、筋膜、鞘膜及白膜，选择管径粗大、饱满、不透明的生精小管取材（图 2-4-3），一旦发现这些小小的"绿洲"，实验室人员立即研磨生精小管，寻找精子。一

男人健康之路

旦发现精子就可行"二代试管婴儿"助孕。

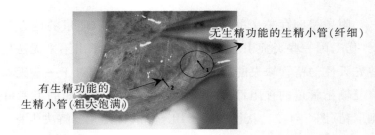

图 2-4-3　生精小管

1.M-TESE 适应证

显微取精手术几乎适用于所有的非梗阻性无精子症患者，但对于 AZFa 全部缺失、AZFb 全部缺失的患者来说，因获精率几乎为 0,建议直接选择供精人工授精或供精试管婴儿助孕。

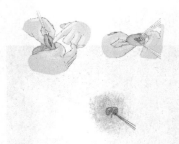

图 2-4-4　显微取精手术(切开睾丸白膜,寻找粗大饱满的生精小管)

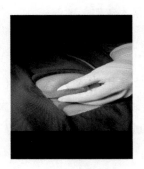 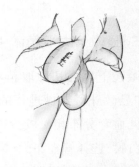

图 2-4-5　显微取精术缝合后实例　　图 2-4-6　显微取精术缝合后

2.M-TESE 优势

显微取精手术大大提高了手术的精准性和成功率,同时降低了手术对正常血管、神经等的损伤,该手术是目前治疗非梗阻性无精子症患者的最佳治疗方案,具有获精率高、手术痛苦少、恢复快等优势。显微取精技术为非梗阻性无精子症患者带来了希望,为较多的患者解决了生育问题(图 2-4-7)。

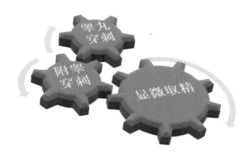

图 2-4-7 无中生有三大法宝

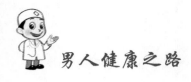

五、辅助生殖技术——巧夺天工

(一)什么是人类辅助生殖技术

1.什么是人类辅助生殖技术

人类辅助生殖技术(ART)通俗地说也就是"人工授精"和"试管婴儿"。它是一种与生育相关的治疗技术,是对配子、胚胎或者基因物质进行体内外系统操作获得新生命的技术,包括人工授精(AI)和体外受精–胚胎移植(IVF-ET)及其衍生技术。

2.人类辅助生殖技术有哪些

临床常用的辅助生殖技术包括人工授精(AI)和体外受精–胚胎移植(IVF-ET)/一代试管婴儿、卵细胞浆内单精子注射(ICSI)/二代试管婴儿、胚胎植入前遗传学检测(PGT)/三代试管婴儿及人类配子和胚胎的冷冻和复苏等。

(1)什么是人工授精技术?

人工授精就是用非性交的方式将优选的精子送到女性的生殖道内来帮助怀孕的技术。

根据精子来源的不同,人工授精可分为:夫精人工授精(AIH)和供精人工授精(AID)技术两大类;根据受精部位不同可分为阴道内、宫颈内、输卵管内及宫腔内人工授精(IUI),以宫腔内人工授精在临床中最常用。

宫腔内人工授精(图 2-5-1)是医生把精子提纯、加工、筛选处理,把好的精子找出来,在女方排卵期的时候把精子注射到宫腔内来

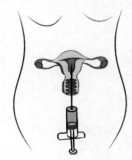

图 2-5-1
宫腔内人工授精术(IUI)

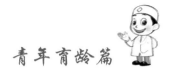

达到怀孕的一项技术。人工授精每个月都能做,可以连续做,总的成功率为 10%~20%。

(2) 实施人工授精技术助孕有什么要求?

实施人工授精技术助孕要满足以下要求。

1)女方至少一侧输卵管通畅,自然或促排卵监测到卵泡成熟。

2)男方精子不能太差,一般精液处理后要达到 500 万条前向运动精子。

3)合法夫妻。

(二)什么是试管婴儿技术——兵在精而不在多

试管婴儿技术是从女性卵巢内取出卵子以及把男方的精子取出体外,采用人工的方法让卵子和精子在体外受精,并发育成胚胎,你可以认为胚胎是一个孩子最早的生命,医生再将胚胎放到母体子宫内进一步发育成为胎儿,是一种为实现怀孕及生育的辅助生殖助孕技术(图 2-5-2)。

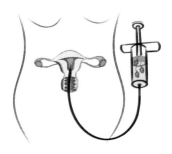

图 2-5-2　试管婴儿(取卵、取精、受精、胚胎移植)

1.一代试管婴儿

一代试管婴儿技术的学名就是常规体外受精-胚胎移植技术 (IVF-ET)。这种技术是将不孕不育患者夫妇的卵子和精子取出体外,在体外培养系统中使卵子受精并发育成胚胎,再将胚胎移植到子宫腔内以实现怀孕的技术。

这种技术操作起来相对简单,就是通过促排卵把女方的卵子取出和优选出来的精子放在胚胎实验室的一堆"试管"里,让它们自由"恋爱",

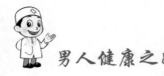

自由结合，等 3~5 天长成了胚胎或囊胚后植入子宫腔内以实现妊娠，一般移植 2 个胚胎，这就是一代试管婴儿技术(图 2-5-3，图 2-5-4)。

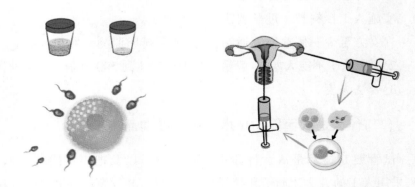

图 2-5-3　一代试管婴儿的精卵结合　图 2-5-4　体外受精–胚胎移植技术
　　　方式(自由恋爱)

2.二代试管婴儿

　　二代试管婴儿技术的学名就是卵胞质内单精子注射技术 (ICSI)，这种方式就是我们常说的包办婚姻，而不是卵子和精子自由结合，是在特殊的显微镜下用极细的注射针把优选的精子注射到妻子的卵子里面使其受精，后期同样是把正常受精并发育良好的胚胎移植回妻子的子宫内使其怀孕(图 2-5-5)。这种技术多数是用于男人精子太差导致的不孕不育。这里需要解释几点。

　　(1)并不是二代试管婴儿优于一代试管婴儿，只是两种不同的体外受精方式。

　　(2)并不是所有人都需要做二代试管婴儿，主要根据精子情况、受精情况等来决定。

　　(3)无论是一代还是二代试管技术，后续的胚胎发育过程是没有什么差异的。

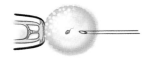

图 2-5-5 二代试管婴儿的精卵结合方式(包办婚姻)

3.三代试管婴儿

三代试管婴儿技术指的是胚胎植入前遗传学检测(PGT)。三代试管婴儿技术貌似可以大杀四方,藐视一切,其实不然,它的应用范围很窄。主要是应用于高龄女性、有遗传风险的染色体病或基因病的夫妇,而进

行胚胎学的遗传学诊断或筛查来实现优生优育(图 2-5-6 至图 2-5-8)。三代试管技术不得滥用,比如非医学原因不得通过三代试管婴儿技术筛选男女,否则会造成很严重的后果,所以国家对此监管很严格。

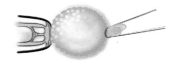

图 2-5-6 滋养层细胞活检

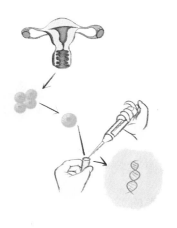

图 2-5-7 胚胎选择

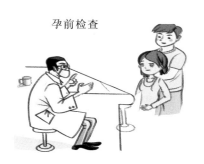

孕前检查

图 2-5-8 胚胎植入前遗传学检测
(PGT)

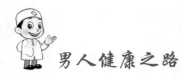

(三)什么是取卵术——养兵多日用一时

1.取卵是怎么回事

医生会从妻子的卵巢内取出促排卵所得的所有卵子。当然卵子并不是肉眼可见的,它们混合在卵泡液中。取卵是在麻醉下用一根细长的取卵针在超声的引导下将卵泡液抽吸出来(图2-5-9),收集到试管中,把试管送入胚胎实验室内,胚胎学家们就会借助显微镜从卵泡液中找到所有的卵子,再放到培养皿(你可以认为是试管内)中,再把培养皿放到模拟子宫环境的培养箱里培养,等待受精。

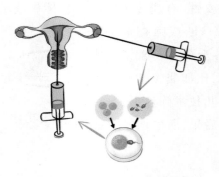

图2-5-9　取卵手术简易图

2.取卵日男方需要准备什么

女方取卵这天"准爸爸"们也不能闲着,他们需要提供新生命的"另一半"——精子。精液取出来之后也是第一时间到胚胎实验室内,为了模拟正常生理状况下女性生殖系统对精子的"严格筛选",胚胎学家们需要用一些方法处理精液,留下精液中那些"优秀"的精子与卵子受精。

(四)胚胎如何评估——秀外慧中要选我

培养皿内受精了的胚胎会在模拟人类输卵管的培养箱内安静地生长,每天胚胎学家们会轻柔地把他们拿到显微镜下观察一次,记录下每个胚胎的生长情况,等待1~6天的时间。目前根据胚胎的发育速度与形态来进行评估(图2-5-10),优选出质量高的胚胎用于移植或冷冻。

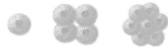

D1：原核期　　D2：4 细胞　　D3：8 细胞

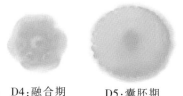

D4：融合期　　　　D5：囊胚期

图 2-5-10　体外培养的胚胎的发育过程及形态

(五)什么是囊胚培养——含辛茹苦育成长

在自然怀孕的过程中，卵子是在输卵管内受精后，一边进行细胞分裂，一边向子宫腔内运动，在受精后第 5 天左右进入到子宫内，囊胚孵出并着床在子宫内膜上。辅助生殖技术其实就是在模拟体内这一过程，让受精、细胞分裂和囊胚形成都在体外进行，最后把形成的囊胚移植回准备好怀孕的子宫腔内，这个时候胚胎和子宫内膜都准备好了，怀孕也就是水到渠成的事情了。那囊胚培养有哪些优势呢？

(1)有利于胚胎的选择,提高胚胎种植率。

(2)囊胚移植与子宫内膜的发育更同步,更符合生理状态。

(3)囊胚移植异位妊娠发生率更低。

(4)囊胚移植常常只移植一枚胚胎,降低多胎妊娠发生率。

(5)对于反复卵裂期胚胎移植失败的患者,通过囊胚培养可以提高优质胚胎率。

综上所述,囊胚培养是一种有效的筛选胚胎,提高怀孕概率和降低异位妊娠风险的助孕手段。

(六)什么是胚胎移植——母子团聚喜事来

医生和胚胎学家一起通过柔软的移植管,将胚胎小心翼翼地移植回

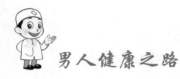

"准妈妈"们的子宫里(图 2-5-11),是在 B 超引导下进行的。

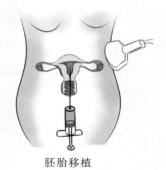

胚胎移植

图 2-5-11 胚胎移植(超声引导)

(七)什么是胚胎冷冻——只待醒来再相见

有些"准妈妈"可能因为各种各样的原因暂时不能移植胚胎,胚胎学家们就会把胚胎冷冻保存起来。一种特别的玻璃化冷冻技术可将胚胎长期保存于液氮中。等到"准妈妈"们做好了准备,胚胎学家们就会把冷冻的胚胎解冻,这个时候它们还跟冷冻前一样,刚好适合在妈妈的子宫里安营扎寨,等解冻完被移植回子宫后,"准妈妈"们就可以静候佳音了。

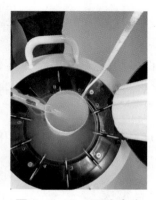

图 2-5-12 胚胎冷冻

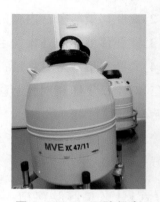

图 2-5-13 胚胎保存

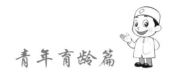

(八)生育力保存和保护——储备良种防精荒

1.生育力保存

男性生育力保存(MFP)是指通过冻存男性精子(包括精原干细胞)或睾丸组织以期预防未来生育风险,并借助人类辅助生殖技术(ART)最终达到生育目的的技术和方法。生育力保存既适用于拟实施 ART 的不育症患者，也适用于有生育力保存需求的正常男性和有不育风险的男性人群。旨在为有需求的男性提供生育力保存的服务,为男性在接受可能影响生育能力的治疗或暴露前保存生育力。

(1)为何要进行自精冷冻保存?

众所周知，全世界男性精液质量呈逐年下降的趋势,不良的生活习惯、压力、环境污染、辐射等因素,都有可能影响精子的数量与质量,甚至有可能引起染色体异常或基因突变,从而降低男性的生育能力。当然还有一些疾病或药物都可能会影响生育。因此开展男性生育力保护,有利于社会发展,有利于国计民生。

自精冷冻保存是指将自己的精子储存于精子库中，在-196℃的液氮罐中超低温保存,当有生育需要用时再进行复温,然后根据实际病情用于"人工授精"或"试管婴儿"来生育自己的后代。

自精冻存的费用还是比较低廉的,是完全可以接受的。

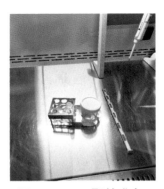

图 2-5-14 取精准备

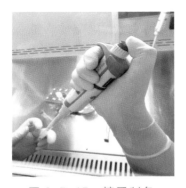

图 2-5-15 精子制备

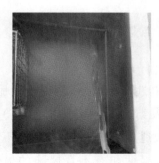

图 2-5-16　精子冷冻

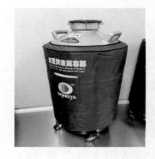

图 2-5-17　精子保存

(2)哪些人需要自精保存?

1)长期从事影响生育力工作的人群,如长时间接触过量的放射性或有毒物质,尤其是精子异常,如严重少弱精子症,可以事先冷冻保存精子。

2)上前线准备作战的官兵、宇航员、消防员、从事科学考察或探险工作的人员等,都可以将自己的精子冷冻贮存。

3)准备行输精管绝育术,但又担心以后发生特殊事情,而担心生育问题,可提前自精保存。

4)患有严重疾病的男性,如必须切除睾丸、附睾手术者;影响男性生育功能的手术前。

5)患有一些疾病的男性,必须需要某些药物治疗时,而这类药物会对精子造成严重不可逆的损害,可行精子冷冻保存。

6)肿瘤或放化疗前冷冻保存精子,以备以后解决生育问题,是合理且必要的。

7)需保存精子以备将来生育者,如夫妇长期两地分居、晚婚晚育者等。

8)易性症患者在切除性腺之前保留精子也是必要的,否则日后无法获得亲生子代。

温馨提示:生育力长期保存一定是在精子库进行精子保存哦!

2.生育力保护

生育力保存非常必要,生育力保护更加重要,生育力保存不在于只争朝夕,俗话说"冰冻三尺非一日之寒",我们所强调的生育力保护是长期且持续的,只有这样才有可能具备良好的生育能力。

(1)生育力日常保护。

1)养成良好的生活习惯:不抽烟、不酗酒、不熬夜,要均衡饮食,规律性生活,调畅情志,合理运动,保持良好的心态。

2)不穿紧身内衣,忌桑拿、泡热水澡,避免久坐。

3)减少使用电子产品时长,注意防护电离辐射。

4)远离有毒有害的化学物质,拒绝对睾丸有损害的食物或药物。

5)保护睾丸远离损伤,预防睾丸疾病。

6)定期体检或不适随诊,有助于提前发现问题并解决问题,保护男性生育能力。

(2)生育力重点保护。

1)隐睾:出生后的男孩,可以看到或触摸到阴囊内两个睾丸,否则要及时看医生。隐睾的适时治疗,生后 12 个月内行睾丸下降固定术,可以很好地保护日后男性生育功能。家长们要切记!

2)腮腺炎合并睾丸炎:如果男孩或生育年龄的男性患有腮腺炎且合并睾丸炎症,务必及时就医,早期积极的抗病毒治疗可以降低病毒性睾丸炎对男性生育能力的影响。另外,疾病治愈后也要定期检查精液,以了解睾丸的生精能力,如果发现精子呈进行性下降趋势,就诊于精子库行精子冷冻保存也是必要的。

3)精索静脉曲张:青少年时期如果发现有精索静脉曲张,尤其是病变侧睾丸结构异常,如睾丸萎缩等,建议尽早行精索静脉曲张结扎术,有利于生育力的保护。

4)肿瘤:肿瘤病患在进行放化疗前要先行精子冷冻,尤其是所应用的药物对精子会造成不可逆的影响,否则治疗后会造成无精子症。

5)睾丸损伤或疾病:因睾丸外伤或睾丸疾病要切除睾丸时,尤其是对侧睾丸萎缩或切除术后患者,适时进行精子冻存是必要的,否则会造成男性生育力永久性丧失。

还有许许多多的其他疾病和特殊情况,可能会损害到您的生育功

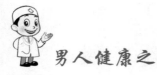
男人健康之路

能,也许是我们想不到的,也许您将来也会碰不到,不过,请大家谨记,若以后您的生育力有可能发生损害时,恰巧这个时候还没有完成生育任务,请务必要想到男性生育力的保护与保存。

成人篇

健康问答—有问必答
知识科普—健康养生
健康管理大讲堂—名师讲授

扫码领取

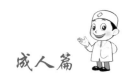
一、早泄——一触即溃就投降

患者甲：医生，我刚结婚，每次性生活插入阴道没几下就射了，这个属于早泄吧？

医生：刚结婚射得快属于早泄症状，需要有规律性生活一段时间，仍不能改善方可确诊早泄，大部分年轻人与性经验不足有关。所以目前不能诊断为早泄。

患者乙：医生，我有早泄两年多了，每次没几下就射了，老婆也不满意，但我听说早泄治起来很麻烦，考虑到这病也不影响生活，可不可以不治呢？

医生：长期的早泄会影响夫妻感情和身心健康，由于总是担心性生活表现不好，每次性生活会充满压力，常常合并心因性勃起功能障碍，引起焦虑、抑郁等一系列心理症状，影响生活质量，所以早泄还是有必要治疗的。

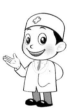

（一）定义

早泄是阴茎往往或总是在插入阴道前或插入阴道后短时间内（<1分钟）发生射精，总是或几乎总是不能达到延迟射精，并逐渐产生消极影响，如苦恼、忧虑、沮丧，甚至逃避性生活。越来越多的学者认为早泄的概念不应单单强调同房时间的长短，而更应侧重于性生活双方满意度的问题。

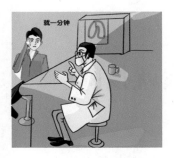

图3-1-1 早泄患者就医

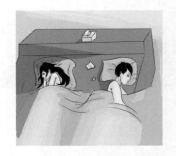

图3-1-2 早泄影响夫妻关系

（二）病因分析

对于早泄的病因目前仍有争议，传统认为是精神心理因素所致，目前认为可能与下列因素相关：①焦虑、紧张的精神状态；②性生活次数过少；③勃起功能障碍；④前列腺炎；⑤某些药物的停用或使用；⑥甲状腺疾病等病理状态。

（三）治疗

早泄规律治疗应首先结束两地分居，适当增加同房频率，逐步提高射精控制能力，增强自信心，辅助药物治疗，延长射精潜伏时间。以行为治疗、心理治疗和药物治疗为主，效果不佳或不宜用药者可选择注射治疗或手术治疗。

1.行为治疗

同房时高度紧张容易发生早泄，分散注意力可以延长射精潜伏时间，采用"间歇-停动法"，即阴茎将要达到射精前，人为停止阴茎抽动，待强烈的射精感觉过去之后，再继续抽插阴茎，如此反复3~5次后射精；"阴茎根部挤压法"，在临近射精时挤压阴茎根部，同时停止阴茎抽动，待强烈的射精感过去之后再继续"活塞运动"；规律的性生活和盆底肌训练也是控制射精和改善早泄的有效手段，重点在于坚持练习，推荐控精延时训练。

2.心理治疗

选择舒适的环境，增强自信心，避免过度紧张，自我调节减轻心理压

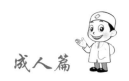
力,双方默契配合,相互鼓励。提高性生活频率,分享性爱感受和体验,在"实战"中逐步提高自信心,提高射精控制能力。

3.药物治疗

药物治疗包括阴茎头局部涂抹药物和口服药物治疗。

局部用药建议同房前15分钟在阴茎头局部涂抹利多卡因乳膏以降低阴茎头敏感度,副作用是阴茎头麻木和射精困难。

全身用药包括短效的达泊西汀和长效的舍曲林、氟西汀及帕罗西汀等,通过药物增加突触间隙抑制性神经递质5-HT以降低中枢神经兴奋性,达到延迟射精效果,长期应用有导致性欲减退的可能。

4.注射治疗

用药有效,停药反复,是早泄患者最大的苦恼。阴茎冠状沟注射玻尿酸治疗,可增粗阴茎头,降低神经敏感性,有效延长患者射精潜伏时间,获得较满意的疗效。

5.手术治疗

(1)阴茎隔离术:又称为阴茎增粗术。冠状沟环形切口,在深浅筋膜之间游离,阴茎脱套至根部,放置异体真皮补片,固定于深筋膜,包埋阴茎背神经,隔离神经以达到降低神经敏感性作用。术中应用补片同时起到阴茎增粗手术效果。

图 3-1-3 阴茎增粗术前

图 3-1-4 阴茎增粗术后

(2)阴茎背神经离断术:阴茎脱套后显露阴茎背神经,术中保留3~4支阴茎背神经,余予以切断并切除,对保留的阴茎背神经仍较粗者,继续向远端分离至阴茎头处,再切断3~4支细小分支。阴茎背神经切断不充分导致术后疗效不佳,切除过多可能导致勃起功能障碍,所以阴茎背神经离断术应严格遵循手术指征,请务必慎重选择。

温馨提示：早泄属于功能障碍，不是疾病，不存在根治，需要我们结束分居，勤学习，多同房，逐渐提高射精控制能力，通过行为治疗和药物辅助改善早泄。

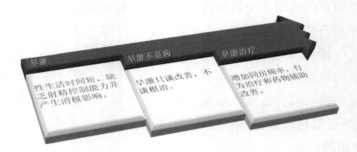

图 3-1-5　早泄不是病

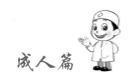

二、阳痿——痿软无力懒洋洋

患者：医生，我早晨都有晨勃，手淫时勃起也很好，就是每次性生活时很紧张，很难勃起，我这算阳痿吗？

医生：这确实属于阳痿，阳痿分为器质性和心理性两种，看你的表现，心理性的可能性很大，是由于性生活时过于担心失败，心理压力太大，导致的勃起困难。

患者：这种心理性导致的阳痿该怎么治疗呢？

医生：放松心情，不要过于担心和纠结能否成功，配偶也要配合和鼓励，而不是埋怨，同时建议服用正规辅助勃起类药物改善勃起功能，成功的性生活经历会帮助你重拾信心。

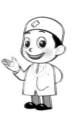

（一）定义

勃起功能障碍（简称 ED），俗称"阳痿"，是指阴茎持续不能达到和维持足够的勃起以完成满意的性生活（3-2-1）。有以下情况需要考虑阳痿：阴茎不能勃起、勃起硬度差、阴茎虽然能勃起但维持时间短，严重影响男性自信心和夫妻感情（图3-2-2）。

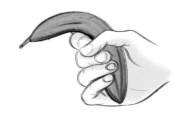

图 3-2-1　勃起硬度不足

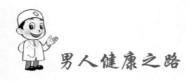

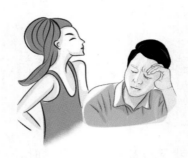

图 3-2-2　阳痿影响男性自信心

（二）危险因素

（1）年龄：年龄被认为是 ED 相关危险因素中最强的独立因素。

（2）躯体疾病：心血管疾病、糖尿病、高脂血症与肥胖、内分泌疾病、神经系统疾病、泌尿生殖系统疾病等。

（3）精神心理因素：良好的心理状态是进行性生活的前提，不良情绪可加重勃起功能异常。

（4）药物：降压类药物、激素类药物及某些精神类药物的长期服用均可能导致 ED。

（5）不良生活方式：吸烟、饮酒、吸毒、缺乏锻炼等均与 ED 发生有一定关系。

（6）不好的生活状况：离婚、独居者 ED 患病率较有配偶者高。

（7）外伤、手术：阴茎折断、骨盆外伤、盆腔手术等。

（三）治疗

首先要进行伴随风险因素的生活习惯改变及相关疾病的治疗：包括生活方式的改变、全身疾病的治疗（糖尿病、心血管疾病、性激素相关疾病）、心理评估与干预、性生活指导、加强体育锻炼等。上述生活方式改变及治疗全身疾病后仍无效者可以尝试以下几种治疗方式。

（1）ED 一线治疗：口服 5 型磷酸二酯酶抑制剂（PDE5i），是目前应用

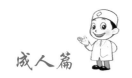

最多的治疗方式,最典型的代表药物是西地那非(万艾可,俗称"伟哥")、他达拉非(希爱力)。

(2)ED 二线治疗:阴茎海绵体注射。为阴茎注射血管活性药物,使阴茎海绵体快速充血,迅速勃起。

(3)ED 三线治疗:阴茎假体植入。为 ED 的终极治疗手段,适用于那些口服药物及其他治疗无效的患者。

关于助勃药物"伟哥"那些事:

"伟哥"上市多年,已"深入人心",但关于"伟哥"很多人存在一些偏见,比如:"伟哥"不是"春药"吗?吃完药怎么一点儿反应都没有?不会有依赖性吧?有没有副作用?是不是停药后会加重"阳痿"?

"伟哥"不是性药,也不是所谓的"春药"。任何药物起效都有一定的时间,所以需要在性生活前 1~2 小时吃"伟哥",吃药后不能"坐等勃起",需要一定的性刺激。

四、诊疗心得

阳痿不是病,最理想的状态就是吃药一段时间后可以随心所欲地进行性生活,但会合并很多慢性病,需要按照慢病管理,就像高血压、糖尿病一样,需要长期干预。有的人在同房前吃一片"伟哥"就能完成性生活,国产的西地那非如今才几块钱一片,这又何乐而不为呢?这种按需治疗的方案对于年老患者更为合适。再者,停药后很有可能回到治疗之前的状态,但不会加重"阳痿"。

另外,在治疗过程中有问题可以多咨询医生,而不是自己担心这担心那,害怕这害怕那,一定要保持良好且放松的心态,阳痿决不会在你紧张与不安中逐渐改善,需要积极治疗来改善勃起功能,联合应用中成药蚕茸柱天胶囊,本药具有温补肾阳、填补精血之功效,可显著改善阳痿不举。

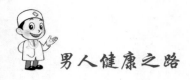

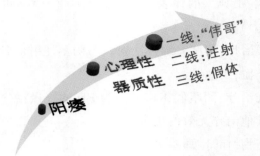

图 3-2-3　积极诊治阳痿

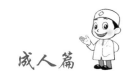

三、生殖道感染
——输精通道遭侵染

患者:医生,我精液里有很多白细胞,是感染了吗？精液质量差是它引起的吗？

医生：精液里有大量白细胞的话有可能是生殖系统感染,它会引起精子活力降低及精子畸形率升高。

患者:生殖系统感染是怎么引起的呢？我一直安分守己,对妻子忠贞不二,我怎么会得上这种病呢？

医生:生殖系统感染是一种常见病,不用太紧张,它大多是由尿道内细菌的逆行感染引起的,而平时不注意卫生或饮水少,容易致尿道内细菌滋生从而形成尿道炎,它是生殖道感染最常见的来源。

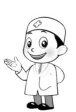

(一)病原体分类

支原体、衣原体、细菌、病毒、滴虫等都可引起生殖系统感染。

(二)常见感染部位

男性生殖系统感染理论上可以发生在生殖道的任一部位,最常见的是前列腺、精囊、附睾及睾丸等部位(图3-3-1)。

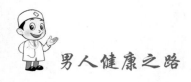

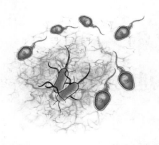

图 3-3-1　生殖道感染

（三）临床症状

临床表现因感染部位不同而不同。前列腺炎常为尿频尿痛等尿路刺激症状,精囊炎常伴有血精,附睾及睾丸炎常伴有附睾及睾丸的肿胀疼痛。急性感染可伴有发热无力等全身症状。

（四）对生殖系统的影响

生殖系统感染可造成生殖系统黏膜反复发生炎症,引起输精管道的异常,同时炎症因子对生殖细胞的侵害也不容忽视,会造成精子活力下降,还会导致自身抗精子抗体产生,进而引起男性生育力下降或造成不育。生殖健康是男性生殖健康和女性生殖健康共同促成的,预防和治疗男性生殖系统的感染是降低女性生殖系统疾病的重要举措。健康女性的生殖系统对外界的有害刺激有一定的抵抗力,但是在反复的夫妻性生活中,尤其在男性存在生殖系统感染时,大量的有害致病菌被引入女性的生殖系统内,造成女性生殖系统的感染和炎症。

（五）对男性心理健康的影响

男性生殖系统感染是一种较典型的生物-心理-社会性疾病,不仅是由于其流行与众多的社会、文化、心理等因素密切相关,也由于该类疾病本身对患者的身心来说是一个强烈的应激源,加上治疗带来的许多痛苦,会使患者出现程度不一的负面情绪变化,直接影响他们的心理健康

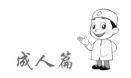
状况。比如许多生殖系统感染患者有明显的强迫性回忆现象,甚至无法摆脱。如果承受能力弱,患者害怕家人、朋友及周围同事知晓而感到羞耻、无地自容,随后敏感多疑,人际关系紧张,有的甚至不敢就医而延误治疗。由此可见,男性生殖系统感染不仅影响众多家庭的幸福感,而且对患者个体的心理健康也会产生严重的影响。

(六)常见治疗方法

局部理疗、热敷,选择合适的抗生素足量足疗程对症治疗等。

◆ 健康问答—有问必答
◆ 知识科普—健康养生
◆ 健康管理大讲堂—名师讲授

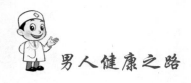

四、性传播疾病——春宵过后遗风流

患者：大夫，我这下边又红又肿，是不是得了啥性病？

医生：笼统地讲凡是能通过性传播的疾病都可称为性病，根据感染病原菌的不同，表现也不同，有时表现为尿道流脓、排尿痛，有时也不一定表现在生殖器上，而是有身体其他部位的异常。

患者：那常见的性病有哪些？性病是不是只能通过性接触来传播？

医生：常见的性病有梅毒、淋病、生殖道沙眼衣原体感染、尖锐湿疣、生殖器疱疹和艾滋病等。性病是可以通过性接触来传播的疾病，但它也能通过其他方式传播，如血液或血制品传播、母婴垂直传播、医源性传播等。

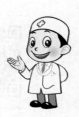

（一）定义

性传播疾病是指主要通过性接触、类似性行为或间接性接触传染的一组疾病。

（二）分类

狭义的性病主要包括梅毒、淋病、生殖道沙眼衣原体感染、尖锐湿疣、生殖器疱疹和艾滋病等6种疾病。广义的性病还包括软下疳、

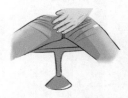

图 3-4-1　性接触是主要传播途径

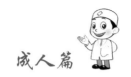

性病性淋巴肉芽肿、非淋菌性生殖支原体尿道炎、生殖系统念珠菌病、滴虫病、阴虱病、疥疮、传染性软疣、乙型肝炎、阿米巴病和股癣等疾病。

(三)传播途径

包括：①性接触传播；②间接接触传播；③血液和血液制品传播；④母婴垂直传播；⑤医源性传播；⑥器官移植等。

(四)临床表现

性病主要累及泌尿生殖器官,还可通过淋巴系统侵犯泌尿生殖器官所属的淋巴结,通过血行播散侵犯全身各重要组织和器官,严重危害患者身心健康。有时是生殖器溃疡,如早期梅毒;有时表现为泌尿生殖道感染、排尿痛、尿道分泌物等,如淋病或非淋性尿道炎;有时为生殖器出现赘生物,如尖锐湿疣。有时不一定表现在生殖器上,而有全身其他部位的异常,如艾滋病及晚期梅毒。

(五)预防

倡导健康生活方式与安全性行为,洁身自好,避免不洁性接触。不安全的情况下别有侥幸心理,严格戴套(图 3-4-3)。

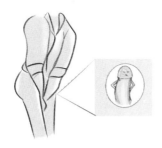

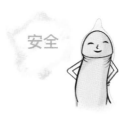

图 3-4-2　患者出现泌尿生殖系统症状　　图 3-4-3　戴套简单又安全

(六)治疗

性病是传染病的一种,也要讲究"三早"(图 3-4-4)。

早检测：及时发现，有利于及早治疗，也有利于发现传染源，避免继续传播。

早隔离：发现后即"隔离"，这里的隔离是指避免与其他健康人进行无保护措施的性生活，内衣内裤等也要单洗单放，避免交叉感染。

早治疗：及时针对所感染的病原体治疗，针对引起的症状行对症治疗。

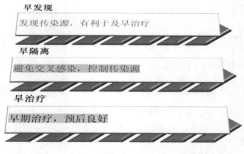

图 3-4-4　性病治疗讲"三早"

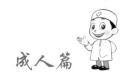

五、男性 HPV 感染——乳头隐现敏感区

患者：我老婆 HPV 阳性，我也要检查和治疗吗？

医生：HPV 主要通过性生活传播，夫妻最好同查、同防和同治。

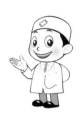

(一)定义

HPV 名为人乳头瘤病毒(human papilloma virus,HPV)。它有 100 多种亚型(图 3-5-1)，根据致癌性与否分为高、低危型，低危型(HPV6、11 等)不会致癌，可能长出疣体(图 3-5-2)。高危型的 HPV(HPV16、18 等)可能会致癌，如男性的阴茎癌、肛门癌、舌癌、扁桃体癌、喉癌和女性的宫颈癌等。HPV 的感染途径主要是性接触，但是并非是唯一的途径，青少年也有 HPV 感染的。大多情况下，HPV 会被我们的免疫系统清除，若是同一亚型(尤其 HPV16、18)的 HPV 病毒持续存在 2 年以上，致癌的风险增

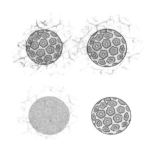

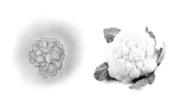

图 3-5-1　HPV 病毒亚型众多　　图 3-5-2　形如菜花的尖锐湿疣

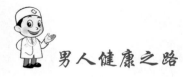

大,这是一个漫长的过程,大概需要 10~15 年。HPV 病毒常在男性的外生殖器和肛周被检测到,其次在尿道、输精管、附睾和睾丸也可被检测到。男性外生殖器 HPV 的感染率可高达 45.2%,有研究发现男性精液中 HPV 感染对于精子活力、形态及精子 DNA 完整性等精液参数可能存在不利影响,导致男性生育力受损。男性在感染 HPV 后,大部分人可能会没有任何症状,没有长出明显可见的疣体,但由于携带 HPV 病毒,在与其他人有生殖器接触后,可将病毒传染给他人。性生活是 HPV 最常见的传播途径,感染了 HPV 的丈夫可以把病毒传染给妻子,进而引起女方宫腔内 HPV 感染。有文献报道,在胎盘、脐血及新生儿口咽分泌物中均有机会检测到 HPV,同时有实验证实 HPV 感染可降低胚胎的种植率。

(二)预防和治疗

众所周知,接种 HPV 疫苗可以达到预防特定类型的 HPV 感染的目的,可以降低男性生殖器疣、阴茎癌及女性宫颈癌的发病率。男方包茎或包皮过长是女性 HPV 感染的一个独立危险因素。越来越多的研究证明,包皮环切可以显著降低男性的包皮龟头炎、尿路及生殖道感染的发病率,可显著降低男性 HPV、人类免疫缺陷病毒、单纯疱疹病毒、梅毒等多种性传播疾病的发病率;同时也可以显著降低其配偶的 HPV 发病率及女性宫颈癌的发病率,并有益于改善妊娠结局,亦可显著降低细菌性阴道炎、阴道毛滴虫、梅毒的发病率。暂无症状的 HPV 感染患者,可使用"干扰素凝胶"行"夫妻同防同治",这不失为经典有效的方案,据统计其总有效率达 84.84%,且副作用较少,而且不会造成男女双方的器官功能损伤。对于有明显症状如扁平疣、寻常疣、尖锐湿疣的患者,可通过:①局部药物治疗,如 0.5%鬼臼毒素酊;②CO_2 激光治疗、微波治疗、光动力治疗等;③手术切除:适用于数量少、带蒂或体积较大的疣,可在局麻下行切除术或剪切术,同时辅以电灼去除较小皮损、控制出血,对肛周的疣体疗效较好。

(三)诊疗心得

健康的生活方式如多运动、少熬夜、戒烟酒、洁身自爱以及多补充蔬

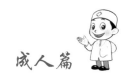

果蛋白食物,保持良好心态等都可以提高我们身体的免疫力,让我们更好地防 HPV 于未然(图 3-5-3)。

多运动　少熬夜　戒烟酒　平衡膳食　良好心态　洁身自爱

图 3-5-3　健康的生活方式提高免疫力

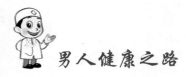

六、糖尿病与包皮病变
——龟头红肿皮开裂

> **患者**:医生,我这包皮龟头炎反反复复发作,用药后会好点儿,但过段时间就又复发了。
>
> **医生**:你有糖尿病吗?
>
> **患者**:前几年体检血糖有点儿高,但没什么症状,我就没在意。
>
> **医生**:你这个反复发作的包皮龟头炎和糖尿病有关。

(一)糖尿病与包皮龟头炎的联系

糖尿病和包皮龟头炎,乍一听风马牛不相及,但其实有着千丝万缕的联系。

因个人卫生不到位、包皮垢滋生菌群引起的包皮龟头炎在临床上是常见病,但反复发作迁延不愈且水肿明显伴开裂者(图3-6-1),临床医生要警惕患者是否还有糖尿病。

人体皮肤可以保护机体免受外界有害物质的侵害,包括部分细菌、真菌和病毒。皮肤表面还有共生的微生物,之间保持微妙的平衡关系。

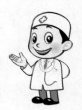

糖尿病(图3-6-2)患者与正常人相比,皮肤状态差,处于慢性脱水、营养不良

图3-6-1 包皮炎引起水肿开裂

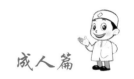

和缺氧状态。皮肤表面微生物平衡被打破,抗感染能力大打折扣。条件致病菌可能就乘虚而入。对于微小的皮损,正常皮肤是可以自我修复的。但糖尿病患者皮肤局部血供差,自我修复机制大打折扣,进而出现长期反复炎症状态。

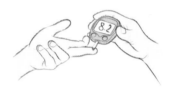

图 3-6-2 糖尿病是罪魁祸首

(二)治疗方法

有血糖升高的反复发作包皮龟头炎的患者,应该去内分泌科正规干预血糖,控制好血糖有助于皮肤屏障恢复,再配合外用消炎消肿药物,如雷夫奴尔、稀释的高锰酸钾溶液等,反复发作的包皮龟头炎切除包皮也是必要的。

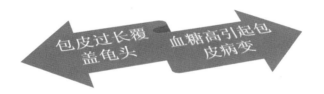

图 3-6-3 引起包皮病变的元凶

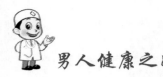

七、前列腺疼痛综合征
——文火慢烤人憔悴

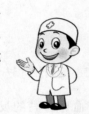

> **患者**：医生，我最近半年肚脐以下腹部总是胀痛，也不是很痛，但就是能感觉到不舒服。坐着时明显，起来活动下会好些，早上醒来就开始难受。
>
> **医生**：你这种情况要考虑慢性前列腺炎，又称为前列腺疼痛综合征(PPS)。

(一)定义与临床表现

PPS 是指在过去 6 个月中至少有 3 个月前列腺区发生持续性或周期性疼痛，并且没有证据表明疼痛是由感染导致或者其他明显的局部病理改变所致。通俗说 PPS 是前列腺炎的一种症状表现(图 3-7-1)，可以表现为长期反复发作的下腹部、腹股沟区、会阴部隐痛不适(鲜有剧烈疼

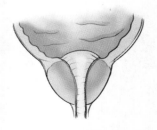

图 3-7-1　前列腺疼痛综合征

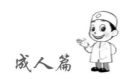

成人篇

痛)等症状,往往还会合并有尿频、尿急、夜间尿次增多、排尿费力、尿路刺激等一系列的排尿异常症状,对患者的身心健康及日常生活工作造成严重干扰。

(二)治疗方法

PPS 的治疗建议多管齐下。由于部分患者接受抗菌治疗后好转,经验性抗菌治疗 4~6 周值得尝试。有排尿异常的患者可以加用 α-受体阻滞剂。植物疗法(如花粉提取物)、物理治疗(电磁治疗、微波治疗等)可以酌情尝试。PPS 患者的心理状况不容忽视,心理咨询和开导有助于减轻症状。避免久坐等生活习惯的改善亦能帮助患者获益。

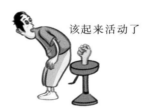
该起来活动了

图 3-7-2　生活习惯的改善很重要

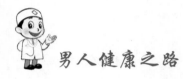

八、阴茎珍珠样丘疹
——我不丑也很温柔

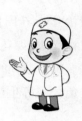

患者:大夫,快帮我看看得了啥病?龟头那一粒粒的小凸起,怪吓人的,不是性病吧?

医生:不是性病,这是珍珠样丘疹,不用担心。

(一)定义

阴茎珍珠样丘疹,又名"珍珠疹",好发于阴茎冠状沟附近,颗粒状丘疹可部分或完全环绕阴茎头,外观类似珍珠项链,因而得名。阴茎珍珠样丘疹是一种生理发育变异,也被认为是一种良性增生,并非性传播疾病,目前具体病因不明。

(二)诊治及鉴别诊断

阴茎珍珠样丘疹多见于20~30岁的青年男性。病变主要发生在阴茎的冠状沟和系带处(系带处也叫系带旁丘疹,见图3-8-2)。颗粒状丘疹大

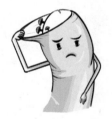

图 3-8-1　龟头冠状沟处丘疹

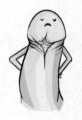

图 3-8-2　系带处丘疹

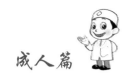

小 1~2mm 不等,丘疹顶端圆而光滑,互不融合,阴茎头背侧明显,颜色多为珍珠状白色或淡粉色,表面无红肿及破溃,患者一般无自觉症状,不需要临床干预。

阴茎珍珠状丘疹要与尖锐湿疣仔细鉴别,鉴别要点在于前者主要局限于冠状沟周围,皮损数目较多,为小颗粒样丘疹,表面光滑,随病程延长不增大,醋酸试验阴性;而后者皮损不局限于冠状沟,多为散在,皮损较大,表面不光滑,且多呈菜花状增生,随病程延长逐渐增大。

◆ 健康问答——有问必答
◆ 知识科普——健康养生
◆ 健康管理大讲堂——名师讲授

扫码领取

173

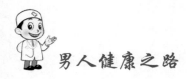

九、包皮龟头炎
——瘙痒疼痛小头红

患者:大夫,为什么我下面老是痒呀?

医生:我看下,你得了包皮龟头炎,这是很多男人的烦恼,不难解决的。

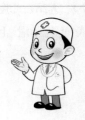

(一)定义

多种原因引起的包皮和龟头的急、慢性炎症,常同时累及龟头包皮内侧黏膜面,故称之为包皮龟头炎。表现为包皮和(或)龟头部位红斑、丘疹、糜烂,尿道口红肿,包皮垢增多,包皮腔内异味,自觉瘙痒不适等。

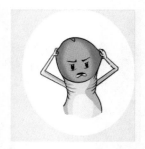

图 3-9-1　龟头瘙痒不适

(二)分类

①急性浅表性包皮龟头炎;②环状溃烂性包皮鬼头炎;③念珠菌性包皮龟头炎;④滴虫性包皮龟头;⑤阿米巴性包皮龟头炎;⑥特殊类型的

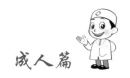

包皮龟头炎(糜烂性、干燥性、闭塞性、坏疽性、假上皮瘤样角化性和云母性、浆细胞性等)。

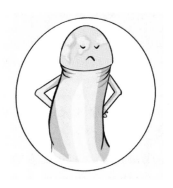

图 3-9-2　龟头炎

(三)治疗

1.生活方式干预

男士们应注意保持生殖器部位的清洁,避免不良刺激。每日清洁包皮及龟头,及时清除包皮腔内污垢,性生活前后更要及时清洗,严防感染和互相传染。可选用清水、生理盐水、刺激性弱的护理液或中药液进行清洗,避免长期使用肥皂水及其他刺激性较强的清洁剂和外用洗剂。对于夫妻一方有性器官疾病的要暂停性生活(或佩戴避孕套),直到治愈;如果其中一方患有滴虫性或念珠菌性感染,需要告知性伴侣,双方同治。治疗期间应忌食辛辣刺激食物,戒酒。

2.外用药物治疗

根据皮损特点选择合适剂型,如糜烂、渗出明显者可选用溶液(如3%硼酸溶液)进行湿敷,干燥脱屑者可选用软膏、乳膏类制剂。念珠菌性包皮阴茎头炎,可用 2%碳酸氢钠溶液清洗患处,外用克霉唑、酮康唑等抗真菌药物;急性浅表性包皮龟头炎、糜烂性包皮龟头炎、环状溃疡性包皮龟头炎和滴虫性包皮龟头炎等可选用 1:5000 高锰酸钾溶液泡洗患处,每次 15 分钟,每天两次,继之外敷红霉素软膏、莫匹罗星软膏等;干燥性闭塞性包皮龟头炎可用糖皮质激素类药物外涂或病灶内注射以减轻局

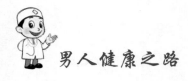
部症状；浆细胞性龟头炎可外用糖皮质激素类软膏或钙调磷酸酶抑制剂等；对于假上皮瘤样角化性和云母性龟头炎，可试用氟尿嘧啶软膏或维A酸软膏，但疗效不肯定。外用药物治疗时间一般不应少于1周。需要注意的是，对于感染因素引起的包皮龟头炎，要避免使用糖皮质激素类药膏，以免加重感染。同时要注意外用药物的刺激性，避免加重病情。

3.系统药物治疗

对于病情严重、外用药物治疗3天以上效果不明显或症状顽固、经常复发者，可加用内服或注射药物治疗。普通细菌感染者，可服用抗生素，如喹诺酮类、头孢类或磷霉素等；滴虫感染者可服用甲硝唑或替硝唑；念珠菌感染者，可服用氟康唑或伊曲康唑；阿米巴性包皮阴茎头炎患者可给予依米丁注射；伴有衣原体、支原体感染者，可服用红霉素或阿奇霉素等治疗。

4.物理治疗

在药物治疗的同时可配合使用红外线、半导体激光等物理治疗，以及 CO_2 激光、铒激光及光动力治疗等。

5.手术治疗

对于包皮过长并反复感染、包茎、糜烂性包皮龟头炎、环状溃疡性包皮龟头炎及干燥性闭塞性包皮龟头炎等较顽固、较严重的病例，在充分保守治疗、急性炎症控制后宜适时进行包皮环切术或包皮松解术。尿道口狭窄者可行尿道扩张术。

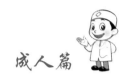

十、阴茎硬结症——硬结疼痛勃起弯

患者:大夫,我的生殖器上有个硬结,勃起后疼痛还打弯,这是咋回事啊?

医生:这是阴茎硬结症在作祟。

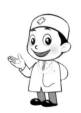

(一)定义

阴茎硬结症是以阴茎海绵体和白膜组织内形成纤维化斑块为特征的良性病变,典型表现是勃起时疼痛,随着病程进展,逐渐出现阴茎硬结和阴茎弯曲,严重影响性生活质量。

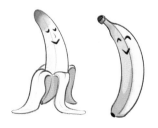

图 3-10-1　阴茎侧弯

(二)发病机制

阴茎硬结症的病因和发病机制不明,可能与损伤、炎症、代谢和遗传等因素相关。阴茎海绵体白膜及其相邻的海绵体组织是常见的发病部位,极少发在尿道海绵体,多数学者认为是微血管的损伤与修复造成纤维蛋白沉积的结果。

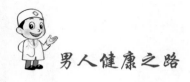

（三）临床表现

本病多见于中老年男性，好发年龄 40~60 岁，起病隐匿，早期症状不明显，随着疾病进展，逐渐出现性交时疼痛和阴茎硬结，硬结单发或多发，活动度差，可继发勃起功能障碍、性交困难或性欲低下。

本病进程分为两个阶段，第一阶段是急性进展期，即勃起时阴茎疼痛和弯曲，一般症状轻；第二阶段是慢性稳定期，阴茎勃起时弯曲角度增大和出现阴茎硬结，硬结大小不一，边界清楚，活动度差，压痛不明显。疾病进入慢性稳定期的标志：阴茎勃起后疼痛消失，硬结大小固定不变，勃起弯曲角度固定不变。

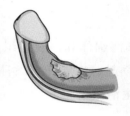

图 3-10-2　阴茎背侧弯曲

（四）诊断

典型的临床表现和体格检查可诊断阴茎硬结症，海绵体超声检查可作为本病首选检查方式，观察白膜回声增强，后期为高回声或强回声结节，病变不累及尿道海绵体，注意与阴茎海绵体钙化相鉴别。

（五）治疗

本病机制不明，无法根治，非手术治疗可缓解症状，防治并发症，手术治疗可矫正阴茎弯曲畸形，改善性生活及两性关系。

1.非手术治疗

（1）药物治疗：①他莫昔芬；②天然维生素 E；③小金丸。

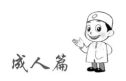
(2)体外冲击波治疗:促进血管再生、加速阴茎硬结消散、缓解疼痛、改善勃起功能。

(3)海绵体注射:局部注射糖皮质激素逆转疾病进展,急性期缓解疼痛,延缓结节进展。

(4)负压吸引治疗:负压有助于恢复白膜弹性,促进硬结吸收消散,纠正阴茎弯曲。

2.手术治疗

(1)手术时机:发病12~18个月后,慢性稳定期至少持续半年以上。

(2)手术适应证:阴茎勃起弯曲严重致难以完成性生活,如阴茎向腹侧和两侧弯曲角度过大(>30°~45°),或遗留明显的痛性勃起等。

(3)手术方式:①阴茎白膜折叠术(图3-10-3),适合于白膜不对称者,在硬结对侧缝合固定白膜,使两侧阴茎海绵体在勃起时等长对称,缺点是可能导致部分阴茎短缩;②阴茎硬结斑块切除术,完整切除阴茎病变硬结,往往会导致白膜缺损,影响阴茎勃起功能;③阴茎白膜修补术,完整切除阴茎海绵体白膜斑块,应用皮肤、静脉壁、睾丸鞘膜、异体真皮补片等组织修补切除后阴茎缺损白膜;④阴茎假体植入术(图3-10-4),适用于阴茎弯曲严重,海绵体组织纤维化明显者。

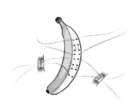

图 3-10-3 阴茎白膜折叠术

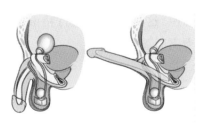

图 3-10-4 阴茎假体植入术

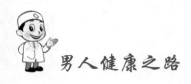

男人健康之路

十一、血精症——男生版的血山崩

患者：医生,我昨晚和爱人同房时,射出来的精液是红色的,我该怎么办啊?

医生：您这是血精症,需要检查下精液常规和生殖系统超声,多数情况问题不大。

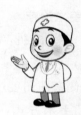

(一)定义

正常精液呈乳白色,血精则呈粉红色、鲜红色、棕红色(陈旧性)或精液带血丝(图 3-11-1),显微镜下精液中可见红细胞。根据精液血量可以分为两种,第一种为肉眼血精:精液呈血性,或有血凝块,肉眼就可以看到精液呈红色;第二种为镜下血精:肉眼看不出来,只是在显微镜下可见红细胞,这种一般在进行精液检查的时候被发现,通常自己不会太注意,因为肉眼看不出来。

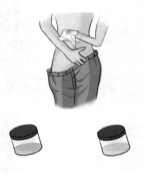

图 3-11-1　让男同胞虎躯一震的血精

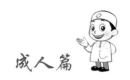

(二)病因

那么血精是怎么来的呢？首先过度性生活或手淫,突然性交中断或长时间的禁欲均可出现一过性血精。通过改善性生活习惯,血精一般会自行缓解。第二种血精是由某些疾病导致的,与全身系统疾病致凝血功能障碍、生殖道感染、结石、肿瘤病变等有关。

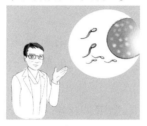

图 3-11-2　血精的由来

(三)临床表现

血精症会有哪些表现呢？一般来讲,精液呈血性或在显微镜下精液可见红细胞,绝大多数无其他症状,少数伴射精痛,小腹、阴囊或会阴坠胀不适,各年龄段均可发病,一般以青壮年性活动旺盛期最为多见。一过性或者偶发性血精多与性行为有关,少数血精呈间歇性反复发作,血精症有自愈可能,但复发率高。

(四)诊疗

出现血精的情况别慌,要向医生详细说明既往的情况以及有没有特殊用药情况,并且说明有无特殊的不舒服的症状,方便医生判断病情。同时医生会对患者进行详细的检查,包括外生殖器和直肠指诊,以及相关的辅助检查如血常规、尿常规、凝血功能、精液常规,40 岁以上的患者还要检查前列腺特异性抗原(PSA)。经直肠前列腺精囊 B 超是最简单和经济的检查, 必要的时候还要加做前列腺精囊腺 MRI 了解有无结构异常,甚至行尿道镜和精囊镜探查治疗,有助于发现后尿道异常病变如静脉曲张或血管瘤和精囊内病变。

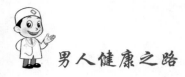

对于出现血精的情况,可以进行适度的性生活,不必禁欲,也不宜过频。一般治疗包括戒烟限酒,忌辛辣刺激性食物,避免久坐和骑车,如果反复发生血精,心理压力大,则需要进行必要的心理疏导和生活指导。

1.观察情况

对于病因不明、出血较小者观察等待,积极随诊复查;如出血较多,完善检查,口服云南白药或肌内注射巴曲亭等进行止血治疗。

2.抗感染治疗

对于明确诊断由于泌尿生殖道感染引起的血精,应按照诊疗原则进行原发病的治疗,检查精液病原菌培养,足量、足疗程、选择敏感广谱抗生素。

3.外科手术

(1)精囊镜探查术:临床常用的诊断和治疗血精的办法。精囊结石选择钬激光碎石取石术,对精囊炎症选择药物灌洗术。文献报道精囊镜技术对治疗顽固性血精患者效果显著,但是存在一定复发率。

(2)经尿道镜检查治疗术:经尿道镜下血管瘤电切术或电灼术是一种临床常用方法。

4.中医药治疗

中医配合饮食疗法,如知柏地黄丸、归脾丸、致康胶囊、云南白药胶囊、桂枝茯苓胶囊等,日常注意多食具有滋阴、清热、利湿及凉血止血的食物,如赤豆、荸荠、冬瓜、鲜藕、荠菜、莲子、大枣、薏米、生地黄、茯苓、山药、鲜鱼、鲜茅根等。

五、诊疗心得

血精症病因多不明确,少数血精症与生殖系统感染或局部黏膜异常病变有关。对于反复发作血精者,尤其是中年及以上男性,积极排除器质性病变,如生殖系统结石、肿瘤等,进行必要的辅助检查,如经直肠指诊、经直肠超声、精囊前列腺核磁等,血精轻微可以等待观察,临床有自愈可能,血精严重或反复发作给予止血药物对症治疗,存在生殖道感染证据者积极控制感染治疗。对于反复发作血精,可行精囊镜和经尿道镜探查,早期发现尿道黏膜或精囊异常病变,同期进行手术处理,术后仍有血精复发可能。

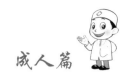

成人篇

十二、睾丸微石症
——"宝贝"里似玻璃花

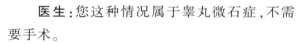

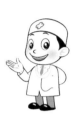

患者: 医生,我们单位组织体检的时候,彩超医生和我说我睾丸里边有小石头,这是咋回事?严重吗? 需不需要做手术清除结石?

医生: 您这种情况属于睾丸微石症,不需要手术。

(一)定义

睾丸微石症是一种睾丸内部的疾病,临床上相对来说比较少见,到目前为止它的发生机制还不明确,它是弥散分布于睾丸组织里、直径非常小的众多钙化灶形成的综合征。一般情况下无明显临床症状,很多是在体检时或因为其他问题需要行睾丸超声检查时才偶然被发现。

(二)病因

睾丸里的微小结石是怎么形成的呢? 我们知道睾丸里面最重要的组织就是生精小管,这些管子盘曲成型,睾丸微结石就存在于生精小管内。睾丸的生精小管千百条,有些管子年久失修,没有得到及时的修复养护,管子内壁上的细胞脱落,又没有及时地被清理出去,堆积在管子里,时间长了形成了钙化灶,这就形成了睾丸微结石。因为它存在于生精小管内,而生精小管特别细,所以一般睾丸微结石也特别小,直径一般不超过 3mm。

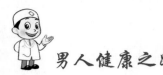

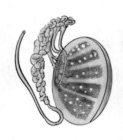

图 3-12-1 睾丸微石症

(三)危害

睾丸微石症有哪些危害呢？睾丸微石症有可能对生育造成不良影响。这是因为睾丸微石症的钙化沉淀是在生精小管内，而精子是在生精小管内产生的，并且沿着生精小管输送出去，如果钙化沉淀堵死了管腔，那么这根管子内产生的精子就无法输送出来了。如果睾丸微结石过多，堵塞的管腔过多，就有可能造成大量的精子无法向外输送，而这就会造成精液中精子数量的减少，从而降低怀孕的概率，造成生育困难。虽然说睾丸微石症在临床上被认为是一个良性疾病，但是其实它还是有恶变的可能性，因此一定要定期去医院进行检查，以便及时发现睾丸肿瘤。虽然它有可能发生睾丸肿瘤倾向，但这个概率非常小。

(四)诊疗

其实对于睾丸微石症，很多人都太过于担心了，一般来讲睾丸微石症属于一种良性病变，不需要进行治疗，但是要注意，不需要治疗不代表就可以不管它了，就像前面说的，一旦发现存在睾丸微石症就需要定期检查观察，避免出现更严重的问题，一般情况下，每隔 6~12 个月复查一次睾丸彩超即可。

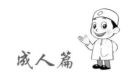

十三、精索静脉曲张
——蚯蚓挂在裆底下

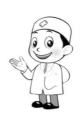

患者:医生,我得了精索静脉曲张,到底选择哪种手术方式最好?

医生:显微镜下精索静脉结扎术,创伤小、恢复快、并发症少。

(一)定义

精索静脉曲张是精索的蔓状静脉丛回流不畅或发生逆流,局部静脉增宽、迂曲扩张成团,可导致一侧阴囊疼痛不适或睾丸功能减退,是男性不育常见病因。中国人群患病率为10%~15%,多数发生在左侧,与解剖因素有关。

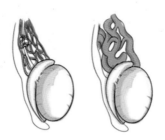

图 3-13-1 正常精索与精索静脉曲张对比

(二)分类

1.临床分型

按病因分为原发性和继发性,原发性多见,与精索静脉瓣膜功能不全、血液倒流、周围结缔组织薄弱、平滑肌弹力减弱等有关,平卧后可自行缓解;继发性与左肾静脉受压或下腔静脉阻塞等有关,平卧后静脉曲张不能缓解,过度劳累和长期久站是本病发生的常见诱因。

2.临床分度

精索静脉曲张临床分为三度,即轻、中、重度。

轻度:站立看不到曲张静脉,Valsalva 动作时(用力吸气屏住呼吸,声门紧闭用力做呼气动作,但不让气体排出)可触及曲张团块。

中度:站立时外观无明显异常,但可触及曲张团块。

重度:阴囊表面可以看到并可触及曲张的静脉团。

(三)诊断

精索静脉曲张早期可以无任何症状,也可伴有患侧阴囊坠胀疼痛不适,精液检查异常,严重者可致睾丸萎缩,严重影响男性生育力。

确诊精索静脉曲张需行阴囊超声检查(图 3-12-2),作为本病首选检查,一般认为静脉管径>2mm 可以认为属于亚临床型精索静脉曲张,但需结合静脉返流情况。

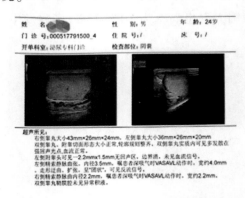

图 3-12-2　超声报告提示精索静脉曲张

(四)治疗

1.非手术治疗

无症状者可以随诊观察,备孕者关注精液指标。药物治疗主要目标

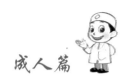

是祛除症状和改善精液质量,常用复合肉碱、氯米芬、迈之灵、地奥司明等药物治疗。

2.手术治疗

存在以下几种情况或之一者,建议手术治疗。

(1)症状严重影响生活和工作,非手术治疗效果不佳或无效者。

(2)男性不育(女方生育力正常)除外其他不育因素,无论精索静脉曲张程度。

(3)慢性前列腺炎或精囊炎合并精索静脉曲张久治不愈者。

(4)青少年精索静脉曲张睾丸潜在危害大,提倡早期手术治疗。

(5)精索静脉相关性少弱畸形精子症,有生育需求者。

3.手术方式

原发性精索静脉曲张手术方式多样,近年来多见以下几种术式。

(1)腹腔镜下精索静脉高位结扎术。

(2)腹膜后精索静脉高位结扎术。

(3)显微镜下精索静脉结扎术(图3-13-3)。

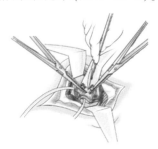

图3-13-3 显微镜下精索静脉结扎术

显微镜下精索静脉结扎术是治疗精索静脉曲张首选术式。选择会阴部横切口1~1.5cm,找到精索,打开提睾肌,分离输精管及其血管并予以保护,分束或集束结扎精索内静脉,注意保护并保留睾丸动脉。

显微外科手术治疗精索静脉曲张具有复发率低和并发症少的优势,临床症状缓解和精液质量改善显著,不仅改善性腺功能,而且提高自然妊娠率,达到优生优育,逐渐成为精索静脉曲张治疗的"金标准"。该术式选择会阴部切口,极其隐蔽(图 3-13-4),愈合后外观看不见瘢痕,不仅手术疗效良好,美观效果显而易见。

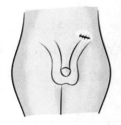

图 3-13-4　手术切口隐蔽

(五)诊疗心得

精索静脉曲张是男性不育最常见的因素之一,备孕、久站、长期从事中重度体力劳动者,应高度关注。若发现精索静脉曲张,应进一步检查明确是原发性还是继发性,原发性病变根据就诊需求选择保守或手术治疗,继发性病变左肾静脉受压回流受阻,需排除胡桃夹综合征和腹膜后肿瘤等病变压迫。男性不育或精液异常者,建议筛查阴囊彩超除外精索静脉曲张。

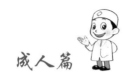

十四、阴茎隔离术
——距离拉开产生美

患者:大夫,什么是阴茎隔离术?治疗早泄效果如何?

医生:阴茎隔离术,可以起到阴茎增粗和隔离阴茎背神经作用,可延长射精时间,解除早泄困扰。

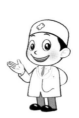

(一)定义

阴茎隔离术顾名思义是通过手术方式隔离阴茎背神经,降低阴茎敏感性达到治疗早泄延长射精时间的目的,在阴茎深浅筋膜之间填塞自体组织或生物补片,同时可达到阴茎增粗的效果,因此也被很多人称为阴茎增粗术。

早泄困扰诸多男性患者(图 3-14-1),尤其是年轻病患,由于同房频率低且不规律,加之经验不足或过度紧张,往往更易发生早泄,更有甚者未进门就缴械,长此以往严重影响身心健康。

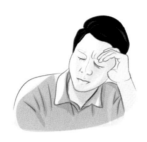

图 3-14-1 男性难以言表之痛

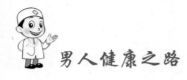

（二）阴茎隔离术优势

与传统的早泄治疗方式相比：药物治疗（治标不治本）和阴茎背神经切断（术后龟头麻木和勃起障碍发生率相对高）对比，阴茎隔离术（图 3-14-2）有其自身的显著优势，通过术中填塞自体组织（脂肪组织或睾丸鞘膜）或生物补片（脱细胞异体真皮）达到预期效果，有报道阴茎增粗术明显减低阴茎的敏感性，显著延长阴道内射精潜伏期时间，从平均射精潜伏期 0.67 分钟（0.18~1.1 分钟）到术后 2.37 分钟（0.82~8.4 分钟）。

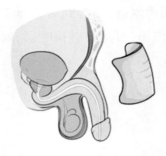

图 3-14-2　阴茎隔离术

（三）手术概要

选择冠状沟切口，切开阴茎皮肤和浅筋膜，在深浅筋膜之间向下游离至阴茎根部，完全显露阴茎体，选择合适的生物补片填塞于深浅筋膜之间包裹两侧阴茎海绵体，在阴茎皮肤和背神经之间增加一层组织屏障，达到增粗效果，起到隔离阴茎背神经的作用，降低神经敏感性，延长射精潜伏时间。

（四）手术适应证

以下几种情况建议选择阴茎隔离术：①原发性早泄；②阴茎短小，要求改善阴茎粗度者。

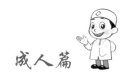

（五）手术禁忌证

阴茎隔离术有严格的手术禁忌，术前需谨记以下情况慎重选择：①勃起功能障碍；②严重精神心理障碍；③手术预期过高者；④自身体质差，不宜同房或无性生活需求者。

◆ 健康问答—有问必答
◆ 知识科普—健康养生
◆ 健康管理大讲堂—名师讲授

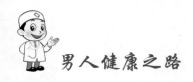
十五、易性症与跨性别治疗
——身心不一性焦虑

家属：大夫，我家孩子怎么就被诊断为易性症了，这不可能吧？

医生：易性症又称性别不认同，是性多元化的一种表现，并不是疾病。

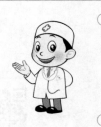

（一）定义

性别分为心理性别、社会性别、生殖器性别和性腺性别。易性症是一种倒置的性认知状态，性表达异于常人，通常是心理认同与自己社会性别和生殖器性别不一致的状态，极其渴望通过一系列措施使身体与所认同的性别身份一致。易性症分为两类：一类是男转女；一类是女转男（图3-15-1），常见于青少年。

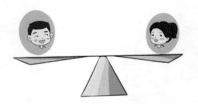

图 3-15-1　男转女，女转男

（二）发生机制

易性症属于精神心理问题，迄今为止没有发现器质性病变，其发生

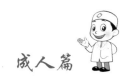

机制目前认为与生物–社会–心理因素有关（图3-15-2），受到基因（如 *KANSL1*、*CYP19*、*AR*、*ER* 等）和环境因素（早期的性别分化、青少年的第二性征出现和社会环境改变）影响。

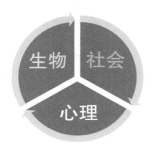

图 3-15-2　生物–社会–心理因素

（三）临床表现

长期性别不认同常常引起性别焦虑,严重影响精神心理健康,常伴有自卑、焦虑、抑郁等负面情绪,甚至出现自残或自杀行为尤其是家庭的不支持和强烈反对。跨性别人群在不同年龄群体中的表现不同,男转女临床多见,儿童时期向往女孩的皮肤、外貌、衣着等,偏爱女性化;青春期喜欢结交女性朋友,穿着女性服饰,学会留长发、修眉染甲护肤,遮挡喉结,特别讨厌男性性征,如胡须喉结、体毛增多、生殖器发育等等。女转男在青春期前会表达想成为男孩的愿望,偏爱男孩的衣物和短发,反感穿裙子等女性服饰;青春期发育后通常会束胸或穿着宽松的运动衫,讨厌月经和乳腺发育;成年一般实施所体验到的性别行为,如穿戴异性的服饰,表现异性的言行举止等。跨性别人群社会适应能力差,往往不愿以生理性别示人,强烈希望能够成为异性,急需社会的广泛理解和家庭的大力支持。

（四）诊断

国内对于易性症诊断管理严格,跨性别人群性别转换的强烈渴望持续至少2年,排除严重精神障碍和遗传或性染色体异常等情况。诊断易性症要求有资质的精神病医院或精神科医生跟踪随访1年以上, 患者就诊

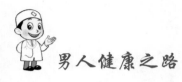

不少于 3 次,间隔不低于 1 个月,排除精神障碍和性发育异常。美国社会崇尚自由,诊断把控较松,仅需典型症状持续 6 个月以上即可。

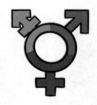

图 3-15-3　性别不认同

（五）跨性别治疗

跨性别治疗是针对易性症人群采取的综合治疗，包括认知探讨、心理干预、药物治疗和手术治疗。跨性别治疗通常是要求在明确易性症诊断后实施，与家人充分沟通后达成共识并做出决定。知情同意是医务人员必须遵守的一项重要伦理原则和法律准则，以确保跨性别人群和家属充分了解跨性别治疗的受益与风险。

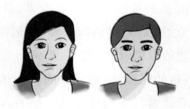

图 3-15-4　跨性别治疗

1.认知探讨

跨性别人群性别不认同，往往合并有性别焦虑，难以获得家庭的理解与支持，需要反复的认知探讨。

（1）易性症属于心理认知异常，不属于疾病。

（2）跨性别人群常常合并性别焦虑，家长的反对往往会加重精神心理负担。

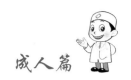

（3）父母的认可是易性症缓解性别焦虑的有效措施和手段。

（4）易性症诊断一旦成立，扭转治疗往往会失败。

2.心理干预

心理治疗目标是促进跨性别人群整体心理健康、生活质量改善和自我认同实现。跨性别人群需要得到社会和家庭的认可，以便于更好地适应社会，减轻心理负担和负面情绪，性别焦虑严重影响精神心理健康，父母对易性症不认同也是性别焦虑的重要来源，通过心理咨询可以得到有效的缓解。

3.药物治疗

（1）青春期抑制治疗：通常可以在青春期启动后实施，性发育"暂停键"给青少年提供了自我探索的时间，也给家庭提供了解和适应的时间，常用促性腺激素释放激素类似物，如戈舍瑞林等，有效抑制青春期发育。

（2）激素治疗：国内政策严格控制在16岁后方可使用，如雌激素类（口服戊酸雌二醇、雌二醇凝胶）、抗雄激素药物（螺内酯、醋酸环丙孕酮）、雄激素类（注射或口服十一酸睾酮），合理的内分泌治疗可以帮助易性症患者缓解性别焦虑、改善心理健康。

男转女应用雌激素可以改善皮肤细腻程度、减少体毛生长、促使乳房发育和体脂再分布、抑制勃起和射精等，但不能改变嗓音、体型和骨骼结构。嗓音改善可以通过伪声训练，外貌和骨骼结构只能通过手术干预。

4.性别重置手术

性别重置是通过外科手段使易性症生理性别与心理认知相符，充分告知性别重置手术的不可逆性以及对生殖能力的影响，有需要者可提前精子或卵子冻存，便于生育力保护。男转女手术：喉结切除术、隆胸术、阴茎切除术、睾丸切除术、阴道再造及外阴成形术；女转男手术方式：乳腺切除、阴蒂成型或阴茎再造术等，下体手术需要严格的伦理审查，通常还需要父母双方的认可与公证。

（六）浅谈易性症患者家长们最为关切的几个问题

性别包括男性和女性，还有易性症患者，后者是跨在男性与女性之间的一种状态，少数跨性别人群通过一系列的措施可以成功转变身份，即完成男变女或女变男，通常需要成年后完成下体的手术，并且通过公安系统更换性别。我国对易性症趋于保守，跨性别人群大多只在小范围开诚布公，绝大多数不愿袒露自己的身份，因为家庭和社会存在着诸多的不认同和不理解。

1.跨性别人群容易发生性别焦虑,易性症焦虑的主要表现如下

容貌、嗓音、体态、皮肤、喉结、生殖器、社会性别等常常是跨性别人群焦虑的重点内容，少数可以通过留长发、化妆和异装等达到心理预期，而大多数需要通过药物治疗改善皮肤、容貌、体态等，从而缓解性别焦虑。易性症往往开始于小学或初中阶段，初期表现为对异性的憧憬与向往。随着年龄增长，开始讨厌体毛、容貌、嗓音和体态等，男性通常不接纳外生殖器、勃起和射精，女性厌恶月经、乳腺和女性身份等，长期不接受自己的身份随之而来的就是性别焦虑。

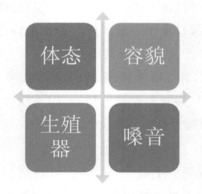

图 3-15-5 跨性别人群焦虑内容

跨性别人群焦虑的大部分来源于性别身份，几乎所有的家长一开始都是不理解和不接受的，即使在多次充分的沟通与交流下，仍然得不到支持和理解，一部分人性别焦虑会加重，可能出现抑郁、自残或自杀等过激行为；一部分人会选择偷偷服用激素治疗，从而缓解性别焦虑；还有一部分人会积极就诊，找到易性症的专科医生规范诊疗。

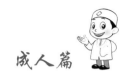

2.性别焦虑严重影响易性症患者精神心理健康,如何缓解跨性别人群的性别焦虑

易性症患者性格多孤僻偏执,容易发生精神心理障碍,缓解性别焦虑最好的方式是获得家庭和社会的认可与支持。绝大多数家长开始对孩子患易性症这一事实是不接受的,一部分通过沟通交流与探讨,成功获得家长的理解与支持;一部分家长被迫接受现实,曾经不止一次听到:"哎,就是为了让孩子能够活下去";还有一部分家长反复沟通探讨仍然不支持也不理解,有的甚至酿成大祸……

家长们要学会共情,假想某一天突然发现自己性别更换,你会不会产生焦虑?首先是不要以此事为耻,要试着接受和包容,学会接纳和理解,反复进行沟通与探讨,了解孩子内心所想,"性别改变意愿明确吗?将来你的个人规划是什么?日后会不会为自己的所作所为而后悔?"社会对跨性别人群的全面认可与接纳需要时间和过程,需要不断的探索与改进。跨性别人群性别焦虑的缓解方式有两种,分为非医疗和医疗方式两种:非医疗支持主要包括化妆、异装、倾诉等方式;医疗支持包括心理疏导、激素治疗和手术治疗等。

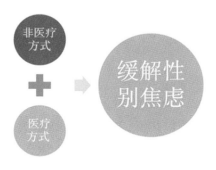

图 3-15-6　性别焦虑缓解方式

3.激素治疗可以达到哪些效果,如果孩子后悔了,这些效果是否可逆

临床以男转女居多,雌激素治疗可以改善跨性别人群外貌和体态、增加皮肤细腻程度、减少体毛生长、促进乳房发育等,有效缓解性别焦虑,用药前需要精神科诊断,全面进行体检,包括血常规、凝血功能、甲状腺功能、性激素、甲状旁腺功能、肝肾功能、电解质、骨密度检查和乳腺超声检查等，提前进行生育力保存也是必要的。男转女激素治疗应用雌二醇、螺内酯、醋酸环丙孕酮或比卡鲁胺等；女转男肌内注射或口服十一酸睾酮，抑制月经来潮，改善男性外貌和体态。

激素治疗通常要求是达到 16 岁或以上的患者，不足 16 岁者迫切治疗可以启动青春期阻断，通过促性腺激素释放激素激动剂，如戈舍瑞林等，抑制第二性征发育。青春期阻断药物治疗效果通常是可逆的，停药后可以自然发育，但乳腺发育除外，激素治疗大多数效果也是可逆的。

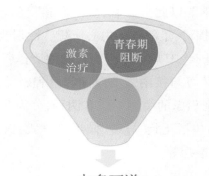

图 3-15-7　药物治疗效果大多可逆

4.如何缓解焦虑

每位易性症患者心中都住着另一个自己，通常这种认知是持久和不变的，强行逆转治疗会适得其反，甚至……所以为了能够让易性症的孩子好好地活下去，请家长们试着包容和理解，学会沟通与探讨，明智的家长们会鼓励孩子们学会承受压力，帮助孩子一起面对社会的舆论与偏见。家长最为担心孩子现在的行为日后会改变或后悔，对于仍处在性别探讨阶段或家庭不支持的跨性别人群，我们建议选择下体手术要慎之又慎，如阴茎阴囊切除、阴道成形术、子宫卵巢切除、阴茎重建术等，这类手术通常都是不可逆的。

北京大学第三医院潘柏林主任从事易性症诊疗工作多年，有幸能够

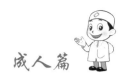

加入潘医生医疗团队,希望通过我们的努力改善家长们的焦虑,建议如下:①易性症若诊断明确,性别逆转治疗往往会失败;②跨性别人群心理脆弱、偏执、缺乏共情,需要家长们的理解与支持;③反复的性别探讨是必要的,我们认为激素治疗也属于一种探讨,激素治疗效果大多是可逆的,若治疗过程中发现不适合自己,随时可以停药,若治疗后性别焦虑改善,可以继续维持治疗;④未来要做好规划,社会压力要自我承受,希望孩子们好是家长们发自内心的爱,同样也带来了家长们的焦虑,我们乐意为您提供专业的心理咨询与辅导。

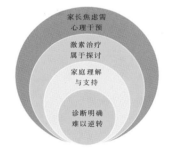

图 3-15-8　家长们的担心与焦虑

图 3-15-9　好大夫扫码咨询

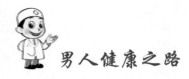

十六、肾虚——表现不好背锅侠

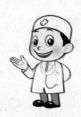

家属：大夫，我对象肾虚得厉害，这可咋办呀？

医生：您爱人的肾虚都有什么表现，请细细道来。

（一）什么是肾虚？肾虚会有哪些表现

在生活中经常会有人提及肾虚，如今肾虚这个词已跨出了医学名词的范畴，更多充当健康广告的招牌，你拿起报纸、打开电视就能看到听到肾虚这个词。其实肾虚是中医学的专用名词，而中医理论的肾虚大大超过了泌尿系统的范围，它与人体的生长、衰老、智力、生育都有着密切关系。

肾虚的症状有很多，在脑力方面可表现为：记忆力减退，注意力不集中，精力不足，工作效率降低。在情志方面可表现为：情绪不佳，情绪常难以自控，头晕，易怒，烦躁，焦虑，抑郁等；或是信心不足，缺乏自信，工作没热情，生活没激情，没有目标和方向。在性功能方面表现为：性功能下降，性欲降低，阳痿，遗精、滑精、早泄，精子减少或精子活动力减低，不育。在泌尿方面表现为：尿频，尿急，阴囊潮湿，小便清长，夜尿增多等。此外肾虚的症状还可能有：失眠，食欲不振，腰膝酸软，乏力，潮热盗汗或手足发凉，听力衰减，头发脱落或须发早白，牙齿松动易落等。

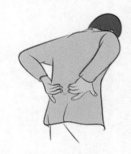

图 3-16-11
肾虚表现多种多样

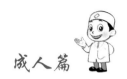

（二）肾虚分哪几类

男性与女性都会遇到肾虚的问题。

第一种是先天性的肾虚，中医讲"肾为先天之本"，先天之精禀受父母。每个人的父母都是不一样的，如果父母身体状况不佳或胎儿期妊娠条件不佳，就会出现先天禀赋不足，引起一系列肾虚的表现。比如，有些小孩头发生长慢，牙齿生长慢，学说话比较慢，长时间学不会爬、坐等最基本的动作，较大时还学不会走路，这些就是属于先天的肾虚。

第二种是生理性的肾虚，随着年龄的增长，逐渐出现的肾虚。"男子到了八岁，肾气充实起来，头发开始茂盛，乳齿也更换了；十六岁时，肾气旺盛，精气满溢而能外泻，两性交合，就能生育子女；二十四岁时，肾气充满，筋骨强健有力；三十二岁时，筋骨丰隆盛实，肌肉亦丰满健壮；四十岁时，肾气衰退，头发开始脱落，牙齿开始枯槁；四十八岁时，上部阳气逐渐衰竭，面部憔悴无华，头发和两鬓花白；五十六岁时，肝气衰弱，筋的活动不能灵活自如；六十四岁时，精气少，肾脏衰，牙齿头发脱落，形体衰疲。肾主水，接受其他各脏腑的精气而加以贮藏，所以五脏功能都以衰退，筋骨懈惰无力，天癸以竭。所以发鬓都变白，身体沉重，步伐不稳，也不能生育子女了。"形象地说明了男性从弱到强，又从强转弱与肾气变化的关系。

而从中医来说，男性40岁以后，开始进入肾虚逐渐加重的过程，会出现一系列的肾虚表现，如阳痿、男性更年期综合征、前列腺增生症等，随着年龄增加，发病率逐年增高，这是年龄增长自然规律。所以把年龄增长导致的肾虚叫作生理性的肾虚。

第三种就是病理性的肾虚，主要是由疾病或者不良的生活方式导致的。比如体弱多病，病久损伤肾气，或者房事过度频繁，导致肾虚；过度劳累、饥饿、营养不良造成后天失养，脾损及肾，也会提前出现肾虚。长期的精神紧张、压力过大或处于不良的情绪刺激下，中医讲的"情志致病"，也容易导致肾虚。还有经常熬夜、长期久坐、吸烟酗酒等这些不良生活方式都可以导致肾虚。

所以，肾虚分为先天性、生理性、病理性三种，其中对于病理性肾虚

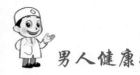

而言,改变不良生活方式尤为重要。

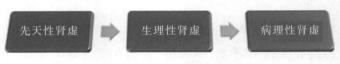

图 3-16-2　肾虚分类

(三)肾虚是如何引起的? 哪些不良的习惯会导致肾虚

中医认为肾为"先天之本"。肾与膀胱互为表里,肾藏精,主生长发育和生殖。开窍于耳及二阴,肾主骨生髓,其华在发。当脏腑之精充盛时,除供应本身生理活动所需外,其剩余部分则贮藏于肾,以备不时之需。当五脏六腑需要时,肾再把所藏的精气重新供给五脏六腑。故肾精的盛衰,对各脏腑的功能都有影响,五脏六腑均需肾精的滋养,它是人体生命活动的动力源泉。肾的作用可分为肾阴、肾阳两方面,肾阴与肾阳相互依存、相互制约,维持人体的动态平衡。当这一平衡遭到破坏后,就会出现肾阴、肾阳偏衰或偏盛的病理变化。

以下这些不良生活习惯可能会导致肾虚。

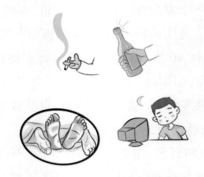

图 3-16-3　不良生活习惯

(1)经常熬夜:熬夜会导致肾阴虚,阴虚日久会导致阴阳两虚。熬夜会干扰男性的内分泌,导致睾酮分泌减少,是引起肾虚的主要原因。

(2)精神压力大:长期处于精神紧张状态,心情得不到放松,由于肝肾同源,肝郁久而久之也会导致男性肾虚。

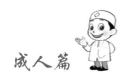

（3）吸烟、酗酒：会导致男人肾虚。

（4）纵欲过度：如果性欲不加节制，房事频繁往往会引起肾虚。

四、治疗男性不育为什么常常使用补肾药

中医讲"肾藏精，主生殖"，肾与生殖功能密切相关，肾藏生殖之精，精液是生殖之精的外在表现。精液异常，包括少、弱、畸形精子症等，是导致男性不育的主要原因。虽然有时病位不完全在肾，但又不能完全离开肾。补肾是中医治疗男性不育的一个重要方法，有调节生殖系统功能的作用，常用温阳、滋阴、降火、活血化瘀等不同的具体疗法。临床上要分清病因、病机而辨证施治，又常常相互协同、配合应用，常用的有平行与交替两种形式，补肾应与调节其他脏腑功能相结合。

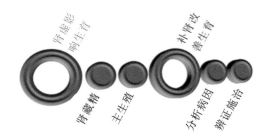

图 3-16-4　中医补肾改善生育

（五）医生说我肾虚，我是不是肾脏出问题了

这可不一定，西医讲的肾和中医所讲的肾是不能等同的。西医所说的"肾"是泌尿系统的重要组成器官，其主要功能是产生和排泄尿液，排出体内的代谢废物如血肌酐等，维持水液代谢、电解质和酸碱平衡，保持内环境稳态；同时肾脏还具有内分泌功能，可分泌促红细胞生成素、肾素、前列腺素等生物活性物质，参与机体的各种体液调节。而中医所说的"肾"属于中医脏腑学说中的五脏之一。具体来说，肾的主要生理作用包括藏精，主生殖和生长发育；肾主水，司开阖，肾对于津液的输布和排泄有重要作用；肾主纳气，对人体的呼吸运动具有重要意义。此外，肾对骨骼、智力、头发、生殖、大小便、耳及听力、唾液、血液等有重要的影响。其

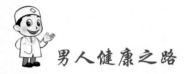

综合功能相当于现代医学中的内分泌、泌尿、生殖、呼吸、神经、血管、消化、免疫等多方面的作用。中医所说的肾虚主要包括肾阳虚和肾阴虚，是通过望闻问切四诊合参，辨证而来的。西医所说的肾脏病可以辨证为肾虚，也可以辨为其他证型，如肺气亏虚、脾气不足等；同样，西医的其他系统疾病中医也可以辨证为肾虚，如腹泻、咳嗽中医可以辨证为肾阳亏虚。所以，中医和西医所说的肾不完全是同一个概念，两者属于不同的理论体系，不能混为一谈（图3-16-5）。

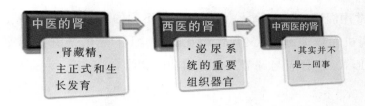

图3-16-5　中医讲的肾与西医讲的肾不是一回事

六、肾虚打假：阳痿都是肾虚，体弱都是肾虚，肾脏病都是肾虚，怕冷都是肾虚

谈及肾虚，我们还要纠正一些对肾虚的认识误区。很多人认为，阳痿就是肾虚，实际上阳痿诱因众多，如肝郁、湿热、血瘀等，并非肾虚的代名词。其次体弱就是肾虚，肾为人体生命之根，内藏元阴元阳，主骨生髓，藏精。肾气不足，自然会体质下降，腰膝无力。可是引起体质虚弱的原因很多，如脾胃受损、肺气亏虚、肝血不足等。体弱是虚症，但并不等于就是肾虚。再次，误以为肾脏病都是肾虚，中医的肾虚可以是疾病所致，也可以是衰老的结果，是人体内脏功能失调的概念，而不一定指人体解剖上的肾脏有了病变。因此肾虚并不等于肾脏有病。还有人觉得怕冷就是肾虚，肾主一身之元阳，故肾阳亏虚者，大多畏寒怕冷、肢体冰凉，但这其中有表证与里证之分。里证又有脾阳不足与肾阳不足之分，不可全归之于肾虚。

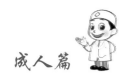

七、阳痿不等于肾虚,滥用补药有风险

许多人常常将肾虚与阳痿混为一谈,其实阳痿并非都由肾虚引起,现代中医证候学研究表明阳痿以实证居多,真正由于肾虚导致的阳痿反而不是主要的。在不少人的传统观念里,每逢听说男人出现房事不济、性功能下降等问题,都喜欢给别人扣上"肾虚""肾亏"的"帽子",一些抱孙子心切的老人家甚至经常给自己儿子进食壮阳补肾的中药。

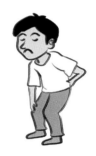

图 3-16-6 肾虚误区

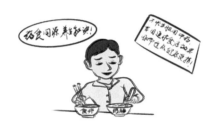

图 3-16-7 切忌滥用补药

阳痿肾虚论,尤其是肾阳虚,受传统认识的影响很大。很多人都以为性功能下降与肾虚有绝对的关系。在出现了勃起功能障碍、早泄的病人中,部分确实存在着肾虚的问题,但这仅仅是很少一部分人,很多人的性功能障碍是由其他病因引起的,这当中包括肝郁、湿热、血瘀等。当今社会生活节奏快,工作压力大,饮食起居失常,导致肝郁气滞、湿热瘀阻的情况增多。如果将由这些原因引起的性功能障碍都归咎于肾虚,放着真正的病因不治疗而滥用补药,只会取得反效果。补肾壮阳药也可能会引起血压升高、心率变快、血糖波动、大便秘结等问题,导致存在心脑血管疾病的人发生脑梗或心梗的风险增加。

(八)手淫会导致肾虚吗

这个问题是很多男性朋友非常关心的问题,也是在门诊经常被问到的问题。其实我们讲适当的手淫不但对身体没有坏处,反而还有好处。在没有正常性生活的情况下,适当手淫可以帮助我们减轻精神压力、工作压力及性器官的局部负荷,促进新陈代谢,对我们的身体是有好处的。但是长期的、过度的手淫往往会引起性功能障碍、前列腺的问题,甚至会出现生育能力下降的问题。同时还会出现头晕耳鸣、腰膝酸软、神疲乏力、焦虑等一系列症状。这些情况,会在减少手淫频率后,或者通过中医中药的辨证论治综合调理下得到改善。其实手淫本身并没有危害,无法控制的手淫欲望,以及手淫后的担忧、恐惧、自责等矛盾心理,才是导致男性功能障碍的真正原因。

(九)肾阴虚与肾阳虚的区别

肾虚分为肾阴虚和肾阳虚,临床实践中应仔细鉴别,下面给介绍简单的鉴别方法(图3-16-8)。

(1)肾阴虚:阴虚生内热。患者除了有腰膝酸软的表现之外,还常有虚热表现,可能出现五心烦热、夜间盗汗、两颧潮红、眩晕耳鸣、口干咽燥,失眠多梦,形体消瘦、小便黄大便干等症状。舌红,少苔,脉细数。

(2)肾阳虚:阳虚生外寒。患者除腰膝酸软症状外,存在明显的怕冷表现,手足不温,畏寒肢冷,穿衣较厚。此外,患者可以出现面色㿠白、精神萎靡、下肢浮肿、小便清长、夜尿增多,精冷稀薄,便溏,甚至完谷不化(大便中有不消化的食物)。舌淡,苔白,脉沉细。

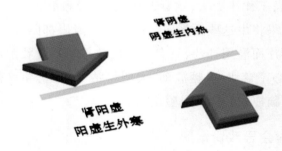

图3-16-8 肾阴虚与阳虚鉴别

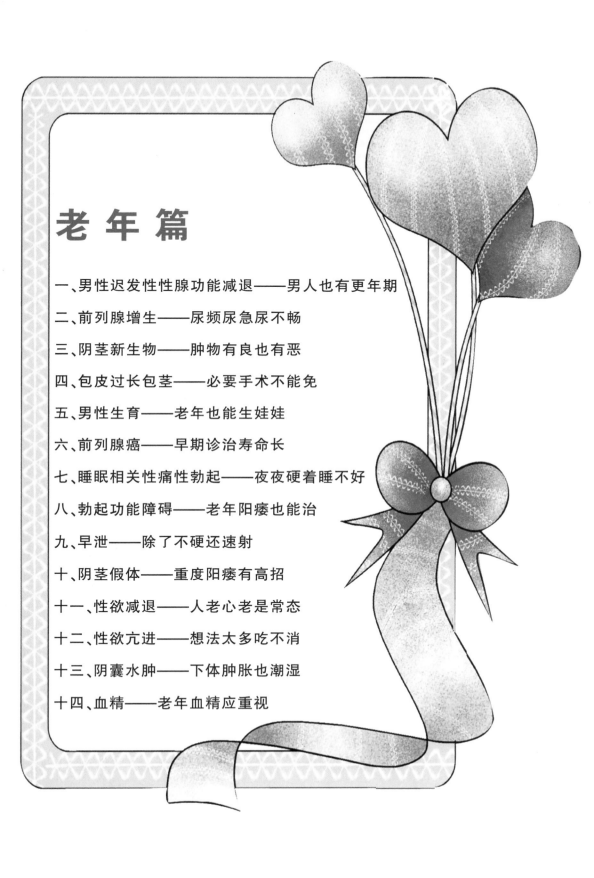

老 年 篇

扫码领取

◆ 健康问答—有问必答
◆ 知识科普—健康养生
◆ 健康管理大讲堂—名师讲授

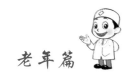

一、男性迟发性性腺功能减退
——男人也有更年期

> **患者**:大夫,自从过了40岁,我总是觉得力不从心,脾气也不好,睡眠质量大不如前,这是怎么回事啊?
>
> **医生**:从您的症状描述看,这属于男性更年期,也叫男性迟发性性腺功能减退症,这是可以治疗的。
>
> 男性朋友步入中老年以后,很多人会有"力不从心"的乏力感,觉得身体一天不如一天,无论工作还是生活,做什么事都提不起兴趣;不仅气性大,还老忘事;晚上睡觉也不踏实,甚至性生活方面都大不如前,不免暗自纳闷:我是老了吗?不会是更年期了吧?
>
> 没错,男性也是有更年期的!

(一)概述

男性更年期综合征,也叫男性迟发性性腺功能减退症(LOH),常见于40岁以上的男性,尤其是45岁以上多见。类似于女性更年期,男性也会因为性激素的紊乱出现一系列的更年期综合征。但不同于女性基于雌激素的原因,男性更年期综合征是由于雄激素的缺乏或作用不足,而引起一系列的精神心理障碍、体力精力下降、性欲减退和性功能障碍等。

雄激素一词对于许多男性朋友来说并不陌生。雄激素是一种类固醇荷尔蒙,主要在睾丸产生,对男性身体产生重要的生理作用。雄激素可以促进和维持男性的第二性征和生精功能,促进骨骼、肌肉、毛发和皮肤的生长,是维持体智发育、生殖和性行为等方面的重要激素(图 4-1-1)。也就是说,一旦雄激素的产生或作用出现问题,必将带来身体多个方面的功能异常。

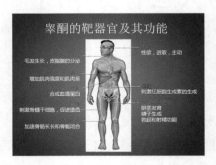

图 4-1-1　雄激素在各个器官的作用

研究发现,随着男性年龄的增长,尤其在 40 岁以后,一系列的衰老症状会逐渐显现,如高血压、糖尿病、高血脂、肥胖、失眠、抑郁等。这些异常症状,都与雄激素水平的逐年下降有着密切关系。所以,正确认识男性更年期,调整好自己的日常生活方式,对维持中老年男性身体状况有着非常重要的作用。

在生活中,有些中老年男性会出现体力、记忆力等方面的减退,有人则会出现情绪心理方面的问题,比如烦躁易怒、不思进取等,还有部分会出现性功能方面的障碍,具体表现为阳痿、早泄、性欲低下、不射精等等,严重影响中老年男性的身心健康。

LOH 发病基础首先就是高龄:随着年龄增长,睾丸功能逐渐减退,人体内雄激素分泌减少,继而引起性欲减退、勃起射精问题、身心健康异常等症状。另一方面,中老年男性体内的雄激素受体数量和敏感性也随年龄逐渐下降,雄激素因此作用不足,同样会引起上述异常症状。此外,吸烟、酗酒等不健康的生活

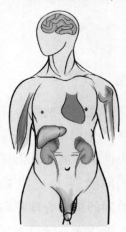

图 4-1-2
雄激素造就了男人

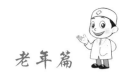
方式、糖尿病等全身性疾病,也是引起 LOH 的重要诱因。

(二)诊断

中老年男性出现性功能减退、潮热多汗、失眠多梦、疲乏无力、代谢异常等症状,并或多或少影响生活质量时,应及时到正规医院就诊,临床专科医师会通过患者体征表现、性激素(睾酮)等检查来判断您是否罹患 LOH。

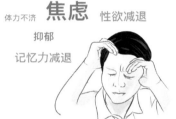

图 4-1-3　LOH 典型症状

1.典型症状

(1)性功能障碍(图 4-1-4):性欲减退、晨勃减少或消失、勃起功能障碍、射精无力、精液量少等。

(2)体能下降症状:肌肉体积、肌力下降,体力和耐力下降、疲乏无力等。

(3)循环系统症状:潮热、多汗、心悸、胸闷、贫血等。

(4)精神心理症状(图 4-1-5):烦躁易怒、嗜睡、失眠、注意力不集中、记忆力下降、抑郁和焦虑等。

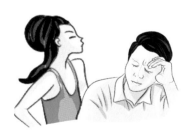

图 4-1-4　性功能障碍

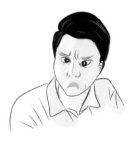

图 4-1-5　烦躁易怒

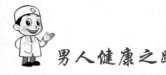

(5)其他:体脂增加、肥胖、胰岛素抵抗、毛发减少、骨质疏松等。

2.辅助检查

血清睾酮下降(TT<11nmol/L 或3200ng/L,FT<220pmol/L 或 64ng/L)支持 LOH 诊断。

(三)治疗

男性更年期综合征是一种慢性疾病,需要长期积极地应对。顺利安全地度过更年期,是开启美好晚年生活的前提和保障。积极乐观的生活态度和绿色健康的生活方式对调理 LOH 有积极的意义,改善更年期症状最有效的办法:乐观的情绪、和谐的性生活、适当的体育锻炼、充足的睡眠和适当的药物治疗。

1.一般治疗

(1)乐观的情绪:乐观的情绪决定积极的人生态度,有助于 LOH 患者安全顺利度过这一特殊时期。凡事要想开看开,不要过分在意他人的想法和看法,主动积极地接触乐观向上的人,学习他人的优点和长处,减少或避免消极因素的影响,消除悲观厌世的情绪。遇事要换位思考,站在对方角度思考问题,了解自己真实想法的同时,主动体会他人的意见和需求,理解并照顾对方感受,学会管理和控制情绪,积极直面人生,培养积极乐观的情绪。

(2)健康的饮食结构:荤素搭配,多清淡饮食,适当补充肉类食物,但不偏食,控制体重,戒烟限酒。饮食健康有利于机体健康,提高睾酮水平,抵御疾病。减少或避免辛辣刺激饮食,保持血管弹性,控制血压,预防糖尿病。

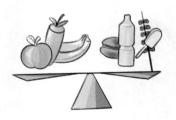

图 4-1-6　平衡膳食

(3)增加体育锻炼:运动适量,做到"三三三原则",即每周坚持有氧运动 3 次以上,每次运动坚持 30 分钟以上,每次运动后心率达 130 次/分。体育锻炼不仅仅可以消耗热量,燃烧脂肪,减轻体重,还能将血氧带至全身各个组织器官,改善微循环,提高新陈代谢,有效防治 LOH。健康的体育运动项目包括快走、跑步、游泳、打球等,具体运动方式选择可根据个人爱好或基本体质因人而异。

(4)充足的睡眠:保证至少 6 小时的睡眠,深度睡眠可使睾酮水平恢复节律性,清晨可达到峰值。睡前保持心情舒畅、改善起居环境、创造温馨舒适的卧室环境、睡前忌辛辣食物、禁浓茶与咖啡等,可改善睡眠质量;保持睡眠觉醒规律符合一般社会习惯,睡前避免手机、电视、电脑等电子设备干扰,失眠者可选地西泮、艾司唑仑、氯硝西泮等,有效延长睡眠时间,增加睡眠深度。

(5)和谐的性生活:坚持规律性生活,性生活可以锻炼身体、愉悦身心、改善两性关系。性生活的前提是要求有良好的性欲和勃起功能,充分的体力支持也很有必要,通常认为男性只要能够自行登上二楼,即可认为适宜过性生活。

性生活频率遵循"九九原则":40~49 岁者,遵循四九原则,即 30 天 6 次性生活;50~59 岁者遵循"五九原则",即 40 天 5 次性生活;60~69 岁者遵循"六九原则",即 50 天 4 次性生活;70~79 岁遵循"七九原则",即 60 天 3 次性生活。"九九原则"给出的只是大体方向,做得到可以坚持,做不到并不勉强。

当然,家人的支持与关爱也会是男性更年期顺利度过的因素。

2.药物治疗

(1)睾酮补充治疗是 LOH 的首选方案,需在专科医师指导下使用。

1)治疗目标:补充生理需要量,提高性欲,改善勃起;缓解精神心理障碍;增强精力体力;减少体脂率;增强骨密度。

2)禁忌证:前列腺癌或可疑 PSA 升高者;男性乳腺癌;红细胞增多症;严重睡眠呼吸暂停综合征等。

3)治疗方案:口服药物(推荐)十一酸睾酮 80mg,早晚餐中口服;针

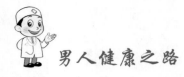

剂：十一酸睾酮注射液 250mg，每 4~6 周肌内注射。

（2）勃起障碍者选择 PDE5i 口服治疗。推荐万艾可 0.1g 性生活前 1 小时服用，吸收快，效果佳；希爱力 20mg，2~3 天一次，优点为长效助勃，5mg 每天一次维持剂量，效果明显。

（3）精神心理药物干预，如舍曲林、氟西汀、帕罗系统、劳拉西泮等，改善心理健康。

（四）小结

男性更年期综合征是一种慢性疾病，病程长，需要做好长期应对或治疗的准备，切记不可急于一时，也不可能错过最佳治疗时机，导致严重的并发症。初期治疗建议用药 1 个月后再次进行全面评估，根据疗效和安全性决定停药还是长期用药。LOH 与腹型肥胖、代谢综合征、2 型糖尿病、高脂血症、高血压病、骨质疏松、焦虑症和抑郁症等多种疾病发生存在明确的相关性，LOH 合并上述疾病患者需综合全面评估睾酮补充治疗的获益与风险，实施个体化治疗。

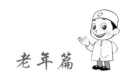

二、前列腺增生——尿频尿急尿不畅

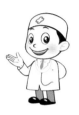

> **患者**：大夫，我今年60岁了，尿尿费劲、尿不净，晚上还老起夜，这可咋办呀？
> **医生**：从您的描述看这应该是前列腺增生引起的排尿困难，可以治疗。

很多老年男性朋友受到排尿困难问题的困扰，如果您总是起夜且小便的次数明显增多，尿意不断，或是出现排尿困难、尿线变细，可能需要等待一段时间才能排尿，就需要考虑前列腺增生了。

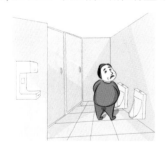

图 4-2-1　老年男性排尿困难

（一）概述

老年男性出现排尿困难，我们首先要想到前列腺增生。前列腺增生是老年男性最为常见的排尿障碍性疾病，是全球泌尿外科临床诊疗中最为常见的疾病之一。在泌尿外科日常接诊的老年患者中，有相当一部分人是因为排尿困难来就诊的，并且绝大多数因前列腺增生引起(图 4-2-2)。其实，还有很多患者因为缺乏相关的知识，单纯认为年龄大夜尿多是正

215

常现象,而延误了治疗时机,造成膀胱和肾脏功能等方面的不可逆损害。

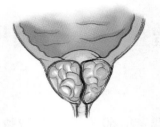

图 4-2-2　前列腺增生

1.病因

前列腺增生的发生有两个必备条件:①年龄的增长;②有功能的睾丸(图 4-2-3)。这就意味着老年男性都有可能发生前列腺增生。另外,前列腺增生发病还可能与上皮和间质细胞增殖及细胞凋亡失衡有关,相关因素有雌雄激素作用、生殖因子、炎症细胞及遗传等多个方面。

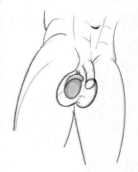

图 4-2-3　有功能的睾丸

2.临床表现

前列腺增生在日常生活中主要表现为下尿路症状 (LUTS)。具体来说,尿频、尿急、夜尿增多等为储尿期症状;排尿踌躇、排尿困难及排尿间断等是排尿期症状;而排尿后症状可有尿不尽感、尿后滴沥等。

(二)诊断

我们依据患者的症状、体征及辅助检查来综合评估。

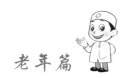

(1)病史询问:包括下尿路症状情况、既往史、个人史等,同时可以通过 IPSS+QOL 评分来了解患者的疾病状态。

表 4-2-1　国际前列腺症状评分表

	过去一月中	无	少于1/5	少于1/2	约1/2	多于1/2	几乎总是
1	是否有排尿不尽感?	0	1	2	3	4	5
2	两次排尿间是否短于2小时?	0	1	2	3	4	5
3	是否经常有间断排尿?	0	1	2	3	4	5
4	是否经常有憋尿困难?	0	1	2	3	4	5
5	是否经常有尿线变细?	0	1	2	3	4	5
6	是否经常感觉排尿费力?	0	1	2	3	4	5
7	从入睡到早起排尿几次?	0	1	2	3	4	5

表 4-2-2　排尿症状对生活质量影响

	高兴	满意	大致满意	可以	不太满意	很糟
如果在你后半生始终伴有现在的排尿症状,你认为如何?	0	1	2	3	4	5

生活质量指数 QOL=(　　)

(2)体格检查:外生殖器有无畸形、狭窄等;直肠指检;肛周会阴神经系统检查等。

(3)实验室检查:尿常规、血清前列腺特异抗原(PSA)、肾功能等。

(4)前列腺超声检查(图 4-2-4):了解前列腺形态、体积、泌尿系彩超等。

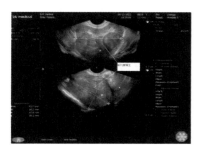

图 4-2-4　前列腺增生超声检查

(5)其他:初步评估后进一步明确检查有尿道造影、尿动力检查、尿道膀胱镜等。

(三)治疗

1.非手术治疗

健康宣教、生活方式指导及定期监测等,通过上述手段改善老年朋友的生活质量,并及时发现疾病进展而采取干预措施。

(1)观察等待:适于 IPSS≤7 或 IPSS≥8 但未明显影响生活质量者。接受此方案的老年朋友需要了解前列腺增生观察等待方案的相关利弊、疗效预后,同时需要普及前列腺癌相关知识,生活中注意加强护理及合并用药指导。治疗期间应定期监测前列腺体积、PSA 等,如有病情进展,及时转为药物或手术治疗。

(2)行为改进及饮食调整:通过指导老年朋友生活行为改进,即自我管理来减轻 LUTs,如体育锻炼、戒烟、避免过量饮水、优化排尿习惯(如伴尿不尽症状者可采用放松排尿、二次排尿和尿后挤压尿道等)、精神放松训练(如尿急症状者通过分散尿意,把注意力从排尿欲望中转移开)、盆底肌锻炼等;饮食方面,建议避免或减少咖啡因、酒、辛辣食物摄入等。

2.药物治疗

旨在延缓病情进展、改善排尿症状。常用药物有 α 受体阻滞剂、5α 还原酶抑制剂等。

(1)α 受体阻滞剂,常用药物有坦索罗辛、多沙唑嗪等,缓解下尿路症状,起效较快,不良反应有头晕、头痛、乏力、体位性低血压等。

(2)5α 还原酶抑制剂,常用药物有非那雄胺、度他雄胺等,缩小前列腺体积,起效较慢,不良反应有勃起功能障碍、射精异常、性欲低下等。

(3)M 受体拮抗剂,常用药物有索利那新、托特罗定等,改善储尿期症状,起效较快,不良反应有口干、头晕、便秘、排尿困难等,用药期间须随访残余尿量变化。

此外,磷酸二酯酶 5 抑制剂、β_2 受体激动剂、植物制剂等对前列腺增生及相关下尿路症状也有一定疗效。

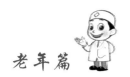

3.外科治疗

前列腺增生是一种临床进展性疾病，部分患者最终需要外科治疗，旨在通过手术解除前列腺增生对生活质量的影响和所致并发症。

(1)适应证:反复尿潴留;反复血尿;反复泌尿系感染;膀胱结石;继发上尿路积水;药物治疗效果差或拒绝药物治疗等。

(2)治疗方式:根据患者病情及身体条件等选择，常见方式有经尿道前列腺电切术、经尿道前列腺切开术、开放性前列腺摘除术以及经尿道前列腺激光手术、等离子剜除术等。

(四)随访

老年男性朋友在进行前列腺增生治疗的同时,均应随访。根据接受治疗方式的不同,随访内容也不尽相同。

1.随访目的

评估疾病进展、疗效和相关不良反应及并发症。

2.随访内容

(1)非手术治疗:需告知观察等待的患者进行定期随访,第一次随访在6个月之后,之后每年1次,内容包括 IPSS+QOL、尿常规、尿流率等。

(2)药物治疗:需要根据患者自身情况,个体化指定随访时间,内容包括药物疗效、不良反应、IPSS+QOL、尿常规、尿流率、超声、肾功能、PSA 等。

(3)外科治疗:第1次随访在拔除尿管的4~6周,内容包括超声检查有无残余尿、有无尿失禁、QOL、尿常规、尿流率等,后续随访,根据个体情况而定。

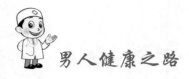

三、阴茎新生物——肿物有良也有恶

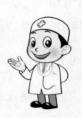

　　患者:大夫,我下边长东西了,您给看看这是啥病啊?

　　医生:龟头肿物有良性病变,也有阴茎癌可能,需要进一步检查确诊。

　　常有男性朋友咨询,说自己的阴茎长了东西,担心得了性病或是肿瘤,但因好面子而羞于就医,往往延误诊治。在这里,介绍几种常见的阴茎肿物,便于大家了解疾病,科学就医,不可懈怠。

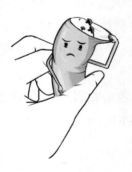

图 4-3-1　龟头肿物

(一)阴茎珍珠状丘疹

1.概述

阴茎珍珠状丘疹,也叫珍珠状阴茎丘疹(图 4-3-2),是生理发育上的

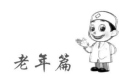

变异,常见于 18~45 岁青壮年,发病率随年龄降低,多是偶然发现,一般无特别不适症状,也有部分患者是因为担心尖锐湿疣等就诊。但是,这个病不会对健康造成影响,也不会通过性交传染,所以不需要紧张焦虑。

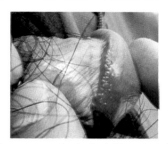

图 4-3-2 龟头珍珠样丘疹实例

2.临床表现

丘疹多见于阴茎头的边缘与冠状沟交界处,直径为 1~2mm,呈圆球状或毛发状,外观粉红色、肤色或珍珠样乳白色,肿物互不融合,可沿头部后缘、冠状沟规则排列成一行或数行,也可环绕整个阴茎头或冠状沟(图 4-3-3)。

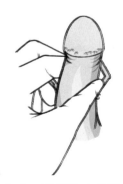

图 4-3-3 冠状沟珍珠样丘疹

3.诊断及鉴别诊断

依据珍珠状丘疹典型形态和分布特点等评估,需同尖锐湿疣、皮脂腺异位等鉴别。

4.治疗

本病系生理性变异,属于良性病变,无传染性,一般来说无不适感,对患者健康无影响,故无须特殊治疗。

(二)皮脂腺异位症

1.概述

皮脂腺异位症,也叫"Fordyce病",是皮脂腺发育的生理性变异,为增生性改变,可发生于阴茎头、包皮内板等处,多见于青春期前后,发病率随年龄增加。

2.临床表现

可见针头样、孤立、稍隆起、黄白色小丘疹,拉紧皮肤明显。肿物为单发或多发,可融合成较大黄白色斑块,外形不规则,触感粗糙,状如粉刺(图4-3-4),少数患者有局部轻微刺激征或烧灼感。

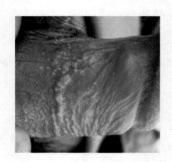

图 4-3-4　阴茎皮脂腺异位症实例

3.诊断及鉴别诊断

依据皮疹分布部位和临床表现评估,需同尖锐湿疣、阴茎珍珠状丘疹等鉴别。

4.治疗

本病为生理性变异,不影响健康,部分可自行消退,一般不需治疗。

(三)尖锐湿疣

1.概述

尖锐湿疣是由人乳头瘤病毒(HPV)引起的性传播疾病,常发生于肛门及外生殖器部位的皮肤黏膜,主要经性接触传播,好发于性活跃期中

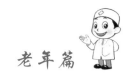

青年,潜伏期为 1~8 个月,平均 3 个月。近年来我国有明显增多趋势,老年男性也较为常见。

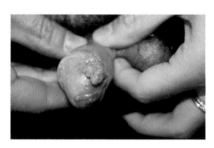

图 4-3-5　龟头尖锐湿疣实例

2.临床表现

尖锐湿疣多在阴茎头、冠状沟、包皮内侧等处受累;同性恋者可见肛门处受累;口交者口腔咽部也可出现。初期多无自觉症状,疣体为针头至绿豆大小丘疹,淡红色,后渐增大融合成菜花状、乳头状,色渐深红色、灰白色,可单发或多发,多在不洁性接触 1~2 周后出现。

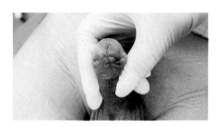

图 4-3-6　冠状沟尖锐湿疣实例

3.诊断及鉴别诊断

依据病史、体征及醋酸白试验、组织学检查等评估,需同阴茎珍珠状丘疹、传染性软疣、阴茎癌等鉴别。

4.治疗

旨在尽早去除疣体,尽可能消除周围感染,预防复发。治疗方式有药物治疗、物理治疗、手术等。

(1)药物治疗:常见药物有 5%咪喹莫特乳膏、0.5%鬼臼毒素乳膏等,均为外用药物,治疗期间需定期复诊,不良反应为局部刺激症状。

(2)物理治疗:常见方式有冷冻治疗、高频电刀、CO_2 激光治疗等,适

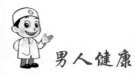

用于浅表疣体,不良反应为局部水肿、疼痛等。

(3)手术治疗:可局麻下进行,适用于疣体数量少、带蒂或体积大者,不良反应为局部水肿、疼痛等。

(4)其他治疗:光动力治疗、复合治疗等,各有一定复发率,临床常联合多种方法进行治疗。

(四)生殖器疱疹

1.概述

生殖器疱疹是由单纯疱疹病毒(HSV)感染生殖器及肛周皮肤黏膜而引起的性传播疾病(图4-3-7),好发于15~45岁性活跃期男女。目前发病率在世界各国均有上升趋势,我国感染人数上升较快。

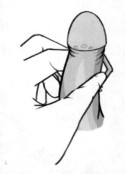

图4-3-7 龟头疱疹

2.临床表现

病情严重程度与疾病是初发还是复发有关。具体表现如下。

(1)原发性生殖器疱疹:多无症状,有症状者在病情早期可出现发热、头痛、全身不适等症状,皮损见于阴茎头、冠状沟、阴茎体、阴囊等处,表现为红斑基础上聚集的丘疹或疱疹,伴瘙痒,可进展为水疱、溃疡,而后结痂(图4-3-8)。

(2)复发性生殖器疱疹:多在原发疱疹消退后1~4个月原位复发,症状较轻,局部可有瘙痒、烧灼或刺痛感,全身症状少见。

(3)亚临床型生殖器疱疹:多为无临床症状和体征的HSV感染,缺乏

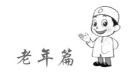

典型临床表现,少数患者可见生殖器微小裂隙、溃疡等。

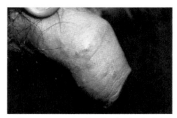

图 4-3-8　包皮疱疹实例

3.诊断及鉴别诊断

依据病史、临床表现、治疗史等评估,病毒学检测可辅助诊断,需同尖锐湿疣、传染性软疣等鉴别。

4.治疗

(1)系统性抗病毒治疗:常用药物有阿昔洛韦、伐昔洛韦等,不良反应有恶心、头晕等。

(2)联合免疫治疗:常见药物有干扰素、胸腺素、IL-2、咪喹莫特等,不良反应有发热、皮疹、一过性肝损伤等。

(3)局部处理:保持局部清洁干燥,预防局部感染,止痛对症治疗。

(五)传染性软疣

1.概述

传染性软疣是由传染性软疣病毒(MCV)感染引起的位于皮肤或黏膜的传染性疾病(图 4-3-9),多见于儿童及青年人。MCV 具有亲表皮性,经直接接触或借媒介间接传染。

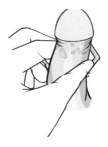

图 4-3-9　传染性软疣

2.临床表现

皮疹好发于阴囊、阴茎,多发,散在分布,初始为米粒样坚韧丘疹,6~12周增大变软至5~10mm,中凹如脐,表面蜡样。挑破顶部可见白色乳酪样软疣小体。

3.诊断及鉴别诊断

依据病史、体征等诊断,对于单个较大皮损,需同阴茎癌、角化棘皮瘤等鉴别。

4.治疗

本病可自愈,治疗首选物理疗法,可联合0.5%鬼臼毒素、5%咪喹莫特乳膏等外用。

5.预防

使用安全套进行性生活可以有效预防性传播疾病发生。

(六)阴茎癌

1.概述

阴茎癌是一种较少见的恶性肿瘤,多为鳞状细胞癌,常见于50~70岁,病因仍不明确,一般认为与包茎、HPV阴性、吸烟等有关。

2.临床表现

阴茎癌多见于阴茎头、冠状沟和包皮内板,依肿瘤形态可分3类。

(1)原位癌呈红色斑块样凸起,边界清楚,可伴糜烂脱屑,生长缓慢。

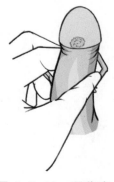

图4-3-10 阴茎癌

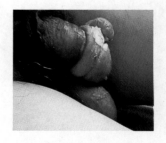

图4-3-11 阴茎癌实例

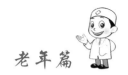

(2)乳头状癌呈乳头状或菜花状凸起,伴分泌物及恶臭,质脆易破。

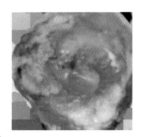

图 4-3-12　阴茎癌破溃

(3)浸润癌呈湿疹样,基底硬块状,可伴溃疡及脓血性渗出。

3.诊断及鉴别诊断

依据体格检查、病理活检、影像学检查评估,需同尖锐湿疣、生殖器疱疹等鉴别。

4.治疗

详细记录病变外观、瘤体范围、周围关系、活检诊断等,根据肿瘤大小、分期分级及患者自身情况决定手术方案。

(1)原发病灶治疗:包括保留阴茎器官的治疗及阴茎全切+尿道会阴造口等(图 13)。

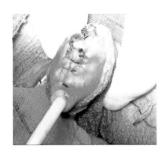

图 4-3-13　阴茎部分切除术后

(2)淋巴结处理:包括腹股沟淋巴结清扫、化疗等。

(3)远处转移治疗:阴茎癌多转移至腹股沟及盆腔淋巴结,治疗以全身化疗为主,不推荐以肿瘤控制为目的的转移灶切除。

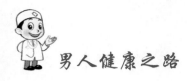
四、包皮过长包茎
——必要手术不能免

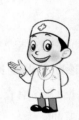

患者：大夫,最近包皮这老发炎,都翻不开了,我这么大岁数了还用切包皮吗?

医生：包皮反复感染可引起继发性包皮口狭窄,这种情况的包皮需要切除,不然会影响排尿。

包皮指阴茎皮肤至阴茎冠状沟游离向前形成包绕阴茎头的双层环形皱襞。包皮生理作用是覆盖并保护龟头,阴茎勃起后包皮自然后退显露龟头,而反复发炎感染引起包皮口狭窄或包皮与龟头粘连,使包皮不能上翻显露阴茎头,影响排尿功能,严重致尿潴留。

包皮过长指阴茎在自然状态下包皮包裹阴茎头,但包皮可上翻显露阴茎头。而包茎指包皮口狭窄或包皮与阴茎头粘连,使包皮不能上翻显露阴茎头。

（一）老年男性包皮影响因素

（1）包皮过长增加龟头细菌感染机会,反复发生包皮龟头炎,排尿困难、尿潴留增加尿路感染,严重影响生活质量。

（2）高龄因素:年龄增加包皮血运减少弹性减弱,容易发生包皮龟头炎症、包皮外口狭窄。

（3）损伤因素:各种自身及外部因素导致的包皮损伤,如钝性伤等。

（4）糖尿病:血糖升高容易继发包皮龟头感染和包皮外口狭窄（图

4-4-1）。

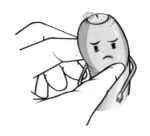

图 4-4-1　包皮外口狭窄

（二）老年人包皮长的危害

（1）易在包皮下集聚由皮脂腺分泌物和上皮脱屑组成的包皮垢或包皮结石,引发包皮龟头炎。

（2）炎症性粘连可形成继发性包茎,甚至导致尿道外口狭窄,影响排尿功能。

（3）包皮嵌顿引起包皮和阴茎头血液及淋巴回流障碍,发生瘀血、水肿和疼痛,如不及时处理,包皮和包茎可发生溃烂,甚至广泛坏死。

（4）包皮垢的慢性刺激和阴茎头包皮炎的反复发作,曾被认为是阴茎癌发生的重要因素。

（5）严重的包茎或包皮外口狭窄影响排尿,导致尿潴留、肾积水和肾功能损害。

（三）临床诊治

（1）等待观察:老年男性包皮过长若无显著影响可以观察等待。

（2）药物治疗:急性包皮龟头炎局部外用红霉素软膏、莫匹罗星涂抹或雷夫奴儿湿敷,局部清洗干净,预后良好。

（3）手术治疗:老年男性包皮龟头炎反复感染、包皮外口狭窄影响排尿建议选择包皮切除手术,常用吻合器包皮环切术。

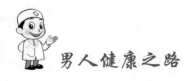

五、男性生育——老年也能生娃娃

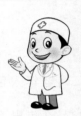

患者:大夫,我 50 多岁了,能要孩子吗?

医生:男人 50 来岁是可以的,先查个精液常规看。

男性随年龄逐渐增加,其雄激素水平、性功能和生育能力会明显下降,精子也会随着年龄增加出现老化凋亡。妊娠始于精子和卵子的结合,理论上讲男性只要有一个成熟活动的精子即可生产自己的后代,当然这种情况得需要辅助生殖技术来帮忙。现实生活中"老夫少妻"较多,所以,中老年男性生育的问题也逐渐也成为社会关注的问题。

(一)高龄男性的生育问题

高龄男性的生育力下降,通过精液常规可以初步了解男性生育能力,若精子浓度与活力正常可以先自然试孕,当然女方进行孕前检查也是必要的。高龄男性精子异常者常常会出现少弱畸形精子症,关注精子畸形率、精子 DNA 碎片率、性激素、生殖系统超声和染色体核型检查,应用抗氧化治疗或调控性腺轴提高精子浓度和活力,改善自然生育。若自然妊娠失败,尤其是配偶受孕困难,越来越多的高龄男性有意愿借助于辅助生殖技术。

(二)高龄男性生育困境

高龄对男性生育力的影响是深层次。因此,对待高龄男性生育的问题必须审慎,认真评估每个个体独特的危险因素。除最基本的精液质量检测之外,还必须系统、全面地对其全身各器官系统进行医学评估;除躯体疾病之外,心理、精神状况也必须纳入评估的范畴;同时还需考虑子代的情况,客观评价子代可能出现的出生缺陷、遗传性疾病等风险,充分权衡利弊后才能给出合理化建议。因此,在对高龄男性实施辅助生殖技术前,必须充分权衡利弊,尊重其生育权的同时,也须遵循"保护后代"的伦理原则。

(三)高龄男性也有权利生育后代

虽然高龄对男性生育能力有负面影响,但老年男性也有生育后代的权利。期待健康宝宝的同时,我们要务必做好育前和孕期检查,关注胚胎健康。

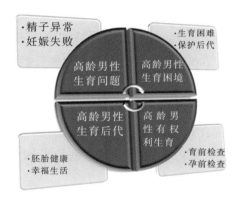

图 4-5-1　高龄男性有权利生育后代

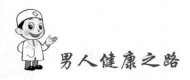

六、前列腺癌——早期诊治寿命长

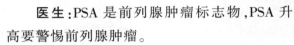

患者：大夫,我这个 PSA 值高,是不是得了前列腺癌?

医生：PSA 是前列腺肿瘤标志物,PSA 升高要警惕前列腺肿瘤。

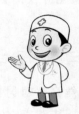

前列腺癌好发于老年男性,平均发病年龄 72 岁。前列腺癌是男性泌尿系统最常见的恶性肿瘤之一,在男性恶性肿瘤中占据第二位。近年来随着人口老龄化和生活水平提高,我国前列腺癌发病率呈上升趋势。

(一)前列腺癌的危险因素

(1)家族遗传性:直系亲属中前列腺癌患者越多,关系越紧密(比如父亲和儿子、兄弟之间等),家族中前列腺癌的发病年龄越早,则本人患前列腺癌的风险就越高。

(2)炎症和感染:慢性炎症容易诱导细胞过度增生,参与感染相关的癌症如结肠癌、食管癌、肝癌的发生发展,目前研究认为炎症也是前列腺癌发病的一个危险因素。

(3)雄激素:体内雄激素升高,尤其是双氢睾酮升高也可诱发前列腺癌发生的危险因素。

(4)维生素 D 含量降低可增加前列腺癌发病的风险,高含量维生素 D 为前列腺癌的保护因素。

(5)饮食:饮食与前列腺癌发病的关系不能确定。过去有人认为高蛋白(肉类食物)与前列腺癌发病有关,最近的研究证实饮食与前列腺癌发

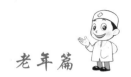

病的关系不能确定。

(6)肥胖:体重指数 BMI[BMI=体重/身高的平方(国际单位 kg/m²)]可能是前列腺癌的一个危险因素,也是前列腺癌特异性死亡的重要原因。

(二)前列腺癌的临床表现

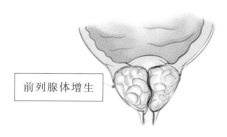

前列腺体增生

图 4-6-1　前列腺癌

早期前列腺癌(图 4-6-1)多无症状,随病程进展,逐渐表现为下尿路梗阻症状,如尿频、尿急、尿流缓慢、排尿困难,甚至尿潴留或尿失禁等。前列腺癌容易发生骨转移,伴发骨痛、脊髓压迫及病理性骨折。

(三)辅助检查

(1)指肛检查:指肛检查可以触摸前列腺大小、质地、硬度、有无结节,有助于早期发现前列腺肿瘤。

(2)前列腺特异性抗原(PSA):前列腺导管上皮细胞和腺泡细胞产生的特异性糖蛋白,正常情况下 PSA 受前列腺导管系统的基底膜屏障保护,不能进入或较少进入血液系统,当前列腺肿瘤病变或急性感染时 PSA 大量入血远远超过正常范围的 PSA 水平(0~4ng/ml)。

(3)影像学检查:经直肠前列腺 B 超检查,可以近距离不受肠道的干扰而清晰了解前列腺有无结节等癌症变化(图 4-6-2)。

前列腺核磁共振检查:能够清晰显示前列腺结节、与周围组织的关系、转移等

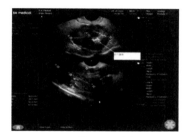

图 4-6-2　前列腺癌超声检查

相关情况。

(4)骨扫描:使用同位素扫描,了解前列腺有无骨骼转移情况。

(5)前列腺穿刺活检:经直肠 B 超引导下细针刺入前列腺,取少量组织做病理检查,这是最重要的确诊检查,前列腺的确诊检查主要依靠病理,也是临床医生诊断前列腺癌的最可靠的方法。

(四)前列腺癌治疗

前列腺癌根据发病年龄、预期寿命、体质情况和病理结果可以采取药物或手术治疗,常用药物比卡鲁胺、恩杂鲁胺抗雄和戈舍瑞林、亮丙瑞林去势治疗,腹腔镜下前列腺根治性切除术是治疗前列腺癌的"金标准",术后容易出现勃起功能障碍和排尿异常。

(五)前列腺癌防治方法

(1)维生素与微量元素:世界癌症研究基金会认为食用天然富含硒和维生素 E 的食物,而非加工过的营养品,能够保护前列腺以免癌变。

(2)大豆:大豆可以降低前列腺癌的发病率。

(3)绿茶儿茶酚对降低前列腺癌发病的作用还有待于进一步证实。

(4)前列腺增生的常用药物 5α-还原酶,如非那雄胺,能降低前列腺癌的发生风险,但长期应用会增加性功能障碍风险。

◆ 健康问答—有问必答
◆ 知识科普—健康养生
◆ 健康管理大讲堂—名师讲授

扫码领取

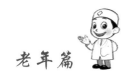

七、睡眠相关性痛性勃起
——夜夜硬着睡不好

患者:晚上睡着后阴茎老是勃起,一晚上得起来五六次呢,太影响睡觉了,这是怎么回事啊?

医生:您这是睡眠相关性痛性勃起,需要药物治疗。

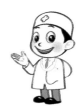

(一)定义

睡眠相关性痛性勃起,是因发生在睡眠期间的阴茎勃起疼痛或不适而觉醒,每晚反复发生阴茎勃起疼痛或肿胀数次,通过下地活动或排尿后方可缓解,方可再次入睡(图4-7-1)。

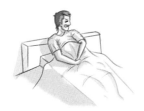

图 4-7-1　夜间阴茎勃起痛醒

阴茎夜间勃起(nocturnal penile tumescence, NPT)本身是一种正常生理现象,一般来说,健康男性入睡之后每晚都会有3~5次快速动眼相(rapid eye movement, REM)睡眠,此时会伴随阴茎勃起,正常人因处于深度睡眠而不易察觉,而睡眠相关性痛性勃起者因睡眠紊乱或勃起信号异

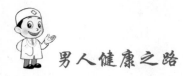

常,对 NPT 反应过于敏感,易于察觉,严重影响患者睡眠质量。

(二)发病机制

根据发病机制,临床医生将睡眠相关性痛性勃起分为原发性和继发性两大类。

(1)原发性多见,目前具体病因尚不明确,可能发生机制如下。

1)REM 睡眠相觉醒异常:NPT 与 REM 睡眠存在显著相关性,白天交感神经兴奋抑制了阴茎勃起,夜间副交感神经兴奋促进阴茎发生勃起,同时触发脑桥网状结构快速动眼睡眠机制,由于睡眠觉醒阈值降低或感觉异常,对 NPT 过于敏感而在睡眠过程中被痛醒。

2)血清睾酮和多巴胺水平异常:血清睾酮及左旋多巴参与了 NPT 调控,左旋多巴可调节中枢多巴胺水平,当血清睾酮水平正常时,左旋多巴可提高 NPT 发生频次和时长,但睾酮缺乏者作用不显著。

3)大脑中枢水平的调控异常:下丘脑室旁核的催产素能神经元调控副交感神经控制阴茎勃起,脑干的 5-羟色胺能神经元是阴茎勃起的下行抑制因素,5-羟色胺能神经元在人觉醒及不同睡眠时相的活性不同,REM 睡眠时其处于失活状态。所以,当这些调控阴茎勃起的神经元功能异常时,可能会出现痛性勃起。

(2)继发性夜间痛性勃起多有血液系统疾病(如慢性粒细胞白血病、镰刀红细胞贫血、地中海贫血等)、脊髓损伤或病变、高黏血症、藻酸双酯钠等药物使用史。

(三)临床表现

睡眠相关性痛性勃起好发于中老年男性,与睡眠异常关系密切。患者夜间痛性勃起每晚发作数次,反复因勃起时疼痛不适而觉醒,常常需要下地活动或排尿后疼痛方可缓解,严重影响睡眠质量。

本病呈慢性进程,部分患者病情会进行性加重。若不治疗或治疗效果不理想,大多数患者会合并有明显的精神心理障碍,如焦虑、抑郁、易怒、精神萎靡等。临床研究提示睡前性交、手淫、劳累、饮水、吸烟、饮酒等

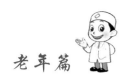

对睡眠相关性阴茎异常勃起的发生没有明确的影响。

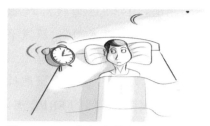

图 4-7-2　夜间痛性勃起影响睡眠

（四）诊断

根据好发年龄（中老年男性）及典型临床表现（夜间反复发生阴茎勃起痛醒），诊断睡眠相关性痛性勃起并不困难，但需要做好鉴别诊断，排除阴茎异常勃起、前列腺肿瘤等疾病。

医生通常首先检查男性第二性征情况，触诊睾丸及阴茎，查血尿常规、性激素和睾丸超声除外其他疾病。心理健康问卷（GAD-7 和 PHQ-9 病人健康问卷）测评帮助可以了解患者精神心理状态，帮助判断患者病情。此外 NPT 检查和多导睡眠监测也可以帮助进一步明确病因。

（五）治疗

治疗目标：①压制夜间阴茎勃起：降低血清睾酮水平，抑制勃起信号，抑制 REM 睡眠；②降低睡眠中的阴茎勃起感受，加深睡眠。

对于病因明确的继发性夜间痛性勃起，在纠正原发疾病后可以达到临床治愈。然而，原发性痛性勃起由于病因不明，多数没有确切的根治手段。

1.一般治疗

积极科普宣教，鼓励患者正视疾病，进行必要心理疏导，通过医生的帮助选择安全有效的药物，患者可以长期控制症状，改善生活质量。

2.药物治疗

（1）解痉止痛剂：如巴氯芬、加巴喷丁等，降低阴茎勃起敏感性，对 NTP 及性生活无影响，起效快，副作用小，长期用药可耐受，推荐首选。巴

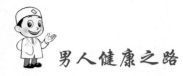
男人健康之路

氯芬是 γ-氨基丁酸激动剂,临床用于治疗肌肉痉挛,可完全缓解勃起疼痛并保持正常勃起功能,用法:10~30mg 口服,1 次/晚。

(2)REM 抑制剂:如文拉法辛、氯米帕明、氯氮平等,调节 REM 睡眠,减少 NPT 发生,此类药物常见的不良反应为恶心、呕吐、腹泻、头晕、乏力、嗜睡及失眠等。文拉法辛:为 5-羟色胺再摄取抑制剂,能有效抑制抑郁症患者 REM 睡眠,适用于伴有抑郁的 SRPE 患者,推荐剂量为 75~150mg,口服,1 次/晚。

(3)苯二氮草类:地西泮、劳拉西泮、氯硝西泮、艾司唑仑等,中枢神经系统抑制,改善 REM 睡眠,减少觉醒,常见不良反应是嗜睡、头昏、乏力等。氯硝西泮:苯二氮草类抗癫痫药,用法:0.5~1mg 口服,1 次/晚。

(4)5-羟色胺再摄取抑制剂:舍曲林、氟西汀、帕罗西汀等,缓解抑郁,减轻焦虑,降低 NPT 发生率和时长,常见不良反应是失眠、头晕、头痛、恶心、腹泻等。舍曲林是经典的 5-羟色胺再摄取抑制剂,缓解精神心理障碍症状效果显著,用法用量:25~50mg,1 次/晚。

(5)抗雄激素治疗:选择雌激素或雄激素拮抗剂(比卡鲁胺等)抑制性腺轴,降低血清睾酮水平,减少 NPT 发生,适用于无性生活需求者。

(6)促性腺激素释放激素类似物:戈舍瑞林、亮丙瑞林等,降低睾酮至去势水平,有效控制 NPT 发生,仅适用于没有性需求高龄男性患者。

3.手术治疗

药物治疗无效者,充分告知患者及性伴侣,手术治疗是无奈之举,选择阴茎海绵体毁损术+阴茎假体植入术,但有部分患者术后仍有症状,慎重选择。

(六)小结

睡眠相关性痛性勃起病因不明,根据好发年龄和典型的临床症状确诊,本病以药物治疗为主,旨在控制症状,提高生活质量。继发于血液病或脊髓疾病等,积极治疗原发疾病达到治愈。原发性宜单药小剂量开始,在使用过程中根据疗效适当增加剂量,治疗效果不佳,在同类或不同类药物间更换交替使用,单药无效时联合治疗。

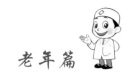

八、勃起功能障碍
——老年阳痿也能治

患者:大夫,我这几年性功能不行了,关键时刻老不硬,我都 60 来岁的人了,还有必要治疗吗?

医生:您这是勃起功能障碍,是可以治疗的。

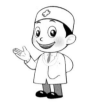

中老年男性勃起功能受诸多因素影响,如基础疾病、家庭负担重、年龄增长、睾酮减低、性欲减退、同房失败等,女方和环境等也是重要的影响因素。受到性欲减退、晨勃消失或同房失败影响的中老年男性不在少数,即使在女方的极力催促下,仍讳疾忌医,以为是自然退化。这种观点显然是不成立的,这样既不利于病情恢复,更不利于身体健康,长期无性婚姻影响夫妻关系,也容易危及家庭的稳定,和谐幸福的性生活是每个家庭都应追求的目标。

(一)生理性勃起

阴茎勃起是大脑控制的神经肌肉活动,需要神经、内分泌、海绵体血管及精神心理等因素的协同作用。健康男性是可以达到快速勃起,拥有足够的硬度和持久度来完成满意的性生活。正常的阴茎勃起需要"硬件"结构和功能完好以及"软件"功能正常,"硬件"结构功能完好是指生殖系统结构完整,夜间阴茎勃起反应良好,"软件"就是精神心理状态和性欲良好。

1.夜间阴茎勃起

阴茎夜间勃起(nocturnal penile tumescence, NPT)是男性正常的生理

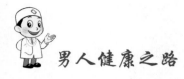

现象,健康男性每晚会有 3~5 次 NPT 发生,熟睡中并不会被感知,而晨勃则易被发现,间接反映了男性勃起功能和状态。

2.性欲

性欲是性生活发生的始动因素,是在情感的驱使下,产生性兴奋和性生活的冲动或欲望,良好的性欲是阴茎正常勃起的前提和保证,精神心理异常常常导致性欲减退,性欲减退者往往伴随有阳痿发生。

(二)勃起功能障碍

勃起功能障碍(erectile dysfunction, ED)是男性无法达到或维持令人满意的性行为所需要的阴茎勃起,俗称"阳痿"。临床常见以下三种情形:勃而不起(阴茎根本硬不起来)、起而不坚(阴茎勃起硬度不足)、坚而不久(中途疲软持久力差)。

1.分类

阳痿按发病机制分为心理性和器质性阳痿。

(1)心理性阳痿是以精神心理因素为主,年轻且无基础疾病者多见心理性阳痿。

(2)器质性阳痿又分为血管性、内分泌性、神经性阳痿等,中老年男性阳痿常常受到多种因素影响,如精神心理、性腺轴、神经血管等因素,临床以混合性阳痿为主,即多种因素引起中老年男性阳痿发生。

2.发生机制

(1)精神心理因素:压力大、感情不和、焦虑、抑郁、环境不佳、同房失败等。

(2)性腺轴异常:男性性腺功能减退、睾酮缺乏、雌雄激素紊乱、高泌乳素血症等。

(3)血管因素:糖尿病、高血脂、高血压等致血管脆性增加、弹性下降、动脉硬化,容易出现海绵体供血不足。

(4)神经系统病变:中枢神经系统疾病、脊髓损伤、盆腔病变或损伤术后,如骨盆骨折或前列腺根治性切除术等。

高龄是男性阳痿发生的另一重要因素,随年龄增长逐渐出现性腺功

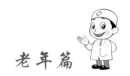

老年篇

能减退,睾酮水平降低引发的一系列的症状、体征和代谢变化,如性欲减退、体力下降、易疲劳、记忆力减退、潮热、心悸、多汗、烦躁、易怒、失眠等,常常伴有阳痿,临床称为迟发型性腺功能减退症(late-onset hypogonadism,LOH),又称为男性更年期综合征,LOH 也是引发中老年朋友阳痿的常见病因。

(三)ED 的评估

我国性教育趋于保守,男性阳痿常常讳疾忌医,更是较少因阳痿就诊,自认为没有必要,甚至看作污秽下流。作为医务工作者,科普宣传是紧急且必要的,让中老年朋友正视男性勃起问题,做好个人的勃起功能自我评估。

1.阴茎勃起硬度

阴茎勃起硬度和持久度是最为重要的评估指标,勃起硬度分 4 级,一般认为阴茎勃起 3~4 级硬度是可以完成满意的性生活,当然还需要有良好的持久度,而 1~2 级硬度不足以插入并维持有效的勃起完成性生活。

1 级,阴茎增大但不硬,近似豆腐硬度(图 4-8-1)。

2 级,阴茎硬但不足以插入,近似剥皮香蕉硬度(图 4-8-2)。

3 级,阴茎硬度足够插入,但不完全坚硬,近似带皮香蕉硬度(图 4-8-3)。

4 级,阴茎完全坚硬并坚挺,近似黄瓜 硬度(图 4-8-4)。

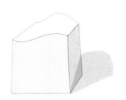 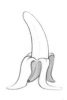

图 4-8-1 豆腐　图 4-8-2 剥皮香蕉　图 4-8-3 带皮香蕉　图 4-8-4 黄瓜

2.精神心理状况评估

精神心理异常是困扰中老年男性勃起的常见因素,通过填写 GAD-7 和 PHQ-9 表格了解近 2 周自我精神心理状态。GAD-7:0~4,正常;5~10,轻度焦虑;11~16,中度焦虑;17~21,重度焦虑。PHQ-9:0~4,正常;5~10,

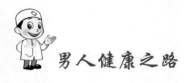

轻度抑郁;11~19,中度抑郁;20~27,重度抑郁。

GAD-7 病人健康问卷

在过去 2 星期,有多少时候您受到以下问题困扰,在您的选择下打
"√"。

问题	选项			
	0	1	2	3
1.感觉紧张、焦虑或急切	完全不会( )	好几天( )	一半以上天数( )	几乎每天( )
2. 不能够停止或控制担忧	完全不会( )	好几天( )	一半以上天数( )	几乎每天( )
3. 对各种各样的事情担忧过多	完全不会( )	好几天( )	一半以上天数( )	几乎每天( )
4.很难放松下来	完全不会( )	好几天( )	一半以上天数( )	几乎每天( )
5. 由于不安而无法静坐	完全不会( )	好几天( )	一半以上天数( )	几乎每天( )
6. 变得容易烦恼或急躁	完全不会( )	好几天( )	一半以上天数( )	几乎每天( )
7. 感到似乎将有可怕的事情发生而害怕	完全不会( )	好几天( )	一半以上天数( )	几乎每天( )
总分=( )				

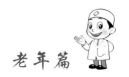

PHQ-9 病人健康问卷

根据过去两周的状况,请您回答是否存在下列描述的情况及频率,请看清楚问题后至符合您的选项下打"√"。

问题	选项			
	0	1	2	3
1. 做事时提不起劲或没有兴趣	完全不会( )	好几天( )	一半以上天数( )	几乎每天( )
2. 感到心情低落,沮丧或绝望	完全不会( )	好几天( )	一半以上天数( )	几乎每天( )
3. 入睡困难、睡不安稳或睡眠过多	完全不会( )	好几天( )	一半以上天数( )	几乎每天( )
4. 感觉疲倦或没有活力	完全不会( )	好几天( )	一半以上天数( )	几乎每天( )
5. 食欲不振或吃太多	完全不会( )	好几天( )	一半以上天数( )	几乎每天( )
6. 觉得自己很糟或觉得自己很失败,或让自己或家人失望	完全不会( )	好几天( )	一半以上天数( )	几乎每天( )
7. 对事物专注有困难,例如阅读报纸或看电视时不能集中注意力	完全不会( )	好几天( )	一半以上天数( )	几乎每天( )
8. 动作或说话速度缓慢到别人已经察觉,或正好相反,即烦躁或坐立不安,动来动去的情况更胜于平常	完全不会( )	好几天( )	一半以上天数( )	几乎每天( )
9. 有不如死掉或用某种方式伤害自己的念头	完全不会( )	好几天( )	一半以上天数( )	几乎每天( )
总分=( )				

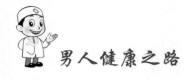

3.勃起障碍程度评估

IIEF-5 评测量表评估阴茎勃起障碍程度,以了解是否能够完成满意的性生活, 较为客观准确地反应勃起功能和性生活满意度。IIEF-5:22~25,正常;12~21,轻度阳痿;8~11,中度阳痿;5~7,重度阳痿。

4.阳痿与冠心病评估

阳痿早期诊治有利于筛查心脏疾患的诸多危险因素, 比如吸烟、高血糖、高血脂、高血压等,有效防治冠心病。

(四)ED 的临床诊治

阳痿治疗是以药物为主的综合治疗,辅助心理健康指导,充分考虑就诊者及其伴侣的预期值和性生活满意度以及总体健康等指标,一般认为老年男性若可以自行攀登二楼,则认为该体质可以耐受性生活强度。

1.一般治疗

戒烟限酒、锻炼身体、充足睡眠、健康膳食、避免睾丸损伤及有害药物等,适度规律的性生活对性欲维持和阴茎勃起有益。

(1)戒烟限酒:烟草含有尼古丁,长期吸烟引起海绵体动脉硬化狭窄致血管性阳痿,戒烟对阳痿恢复有益,饮酒不宜过量,建议每日不超过 100g。

(2)锻炼身体:适量运动,不宜过度疲劳,每周坚持有氧运动 3 次以上,每次运动坚持 30 分钟以上。

(3)充足睡眠:每天保证充足的睡眠,入睡前不宜刷手机视频,早睡早起改善性欲和晨勃。

(4)健康膳食:按时规律三餐,早餐要吃好,中午要吃饱,晚上要吃少,保证足够的膳食营养和热量供应。

(5)适度规律性生活:总体以不影响次日工作和生活为宜。

(6)避免睾丸损伤和有害药物:保护睾丸避免外力损伤,尤其是睾丸功能减退者,慎重选择对睾丸有损害的药物,如棉酚、秋水仙碱、柳氮磺胺吡啶、环孢素、氯丙咪嗪等。

2.一线治疗

(1)磷酸二酯酶 5 型抑制剂,作为阳痿治疗的首选。西地那非 0.1g,性

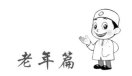

生活前半小时按需服用增加海绵体充血,他达拉非 5~10mg,1 次/每日。切记"伟哥"不能与硝酸甘油和硝酸异山梨酯合用,否则容易造成严重的低血压。

（2）十一酸睾酮胶囊 40~80mg,2 次/每日,餐中服用,补充睾酮治疗对睾酮缺乏引起的阳痿有效,尤其适用于中老年男性 LOH 患者,与"伟哥"联用,可显著改善性欲和勃起功能。中老年男性补充睾酮治疗前要查前列腺超声和 PSA,若存在前列腺癌则不宜补充睾酮。

（3）中医药治疗:辨证论治,虚则补、实则泄,常用复方玄驹胶囊滋补阴虚、蚕茸柱天胶囊或右归胶囊温补肾阳,治疗阳痿有效。

（4）精神心理障碍:劳拉西泮 1~2mg,1 次/每晚,改善焦虑状态;舍曲林 25~50mg/次,1 次/每日,改善抑郁状态,效果良好。

（5）真空负压吸引装置,利用负压吸引增加阴茎海绵体血液,阴茎充血胀大后用弹力收缩环置于阴茎根部阻断静脉回流,延长勃起时间和阴茎硬度。

勃起功能国际问卷-5（IIEF-5）

问题	0	1	2	3	4	5
阴茎对勃起及维持勃起有多少信心	无	很低	低	中等	高	很高
受到性刺激后,有多少次阴茎能坚挺的进入阴道	无性生活	几乎没有或完全没有	只有几次	有时或大约一半时候	大多数时候	几乎每次或每次
性交时,有多少次能在进入阴道后维持阴茎勃起	没有尝试性交	几乎没有或完全没有	只有几次	有时或大约一半时候	大多数时候	几乎每次或每次
性交时,保持勃起至性交完毕有多大困难	没有尝试性交	非常困难	很困难	有困难	有点困难	不困难
尝试性交时是否感到满足	没有尝试性交	几乎没有或完全没有	只有几次	有时或大约一半时候	大多数时候	几乎每次或每次

12~21 分为轻度 ED； 8~11 分为中度 ED； 5~7 分为重度 ED

图 4-8-5 勃起功能国际问卷-5(IIEF-5)

3.二线治疗

海绵体注射血管活性药物,如前列地尔 10μg 阴茎海绵体注射,扩张

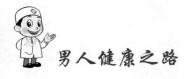
海绵体血管,增加阴茎供血,改善阴茎勃起。

4.手术治疗

(1)阴茎背深静脉结扎术:适用于存在阴茎背深静脉瘘的患者。

(2)阴茎血管重建手术:适用于阴茎海绵体动脉严重病变或堵塞患者。

(3)阴茎假体植入术:阴茎假体手术是治疗重度器质性 ED 和一、二线治疗无效的难治性 ED 最为确切的手段。

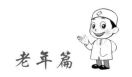

九、早泄——除了不硬还速射

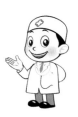

患者:大夫,我都这个岁数了,最近发现总是射得快,硬度还经常不足。

医生:这个属于早泄,如果影响生活质量,得积极治疗。

早泄是男性最为常见的射精功能障碍,总是或几乎总是在进入阴道之前射精或进入阴道后不到1分钟就射精,造成苦恼、忧虑、挫折感和/或想要避免性活动等不良情绪。早泄的影响主要包括三个方面内容:射精过早、射精控制力差、产生消极后果。

(一)病因

迄今为止,没有发现任何一种器质性因素导致早泄,精神心理因素常常是最为多见的影响因素,尤其是老年人,但近期发现老年男性早泄常常合并有勃起功能障碍,即不硬还早射,早泄与阳痿没有直接关系,受到中枢神经系统5-羟色胺神经递质紊乱、阴茎头敏感等因素影响。

(二)老年早泄诊断

根据主诉及影响诊断早泄并不难,但要根据全身系统疾病、性激素、性欲、性生活频率等,尤其是是否合并有勃起功能障碍,做出相应判断与评估,以指导临床诊治。

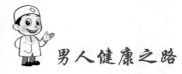

（三）早泄治疗

　　老年男性早泄，常常合并勃起功能障碍，首先是针对勃起功能障碍进行治疗，首选"伟哥"治疗，这一点不同于年轻男性患者。绝大多数老年男性勃起功能障碍解决后，早泄自然改善，若勃起功能良好，仍存在早泄，可以选择达泊西汀治疗，老年男性慎重选择手术治疗。

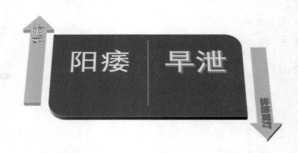

图 4-9-1　阳痿合并早泄

◆ 健康问答—有问必答
◆ 知识科普—健康养生
◆ 健康管理大讲堂—名师讲授

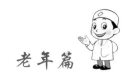

十、阴茎假体——重度阳痿有高招

患者:我吃了好几个月的"伟哥",也打了针,怎么效果还是不好呢?

医生:您这属于重度勃起功能障碍,药物治疗无效,建议阴茎假体手术治疗(图4-10-1)。

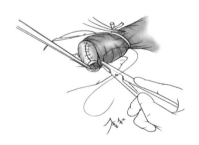

图 4-10-1　阴茎假体植入术

(一)阴茎假体适应证

重度器质性勃起功能障碍,包括根治性膀胱癌或前列腺癌术后、骨盆骨折合并脊髓损伤、严重的阴茎硬结症、阴茎海绵体纤维化等;口服PDE5i 及海绵体注射前列地尔无效的难治性 ED,也是阴茎假体手术的指征。

(二)手术操作及器械

阴囊正中切口,游离显露阴茎体,打开阴茎海绵体白膜中部,选取合适的探子破坏海绵体结构,切勿损伤两侧白膜完整性,测量阴茎体长度,选择合适长度的假体植入,植入假体前检测装置的可靠性。

阴茎假体由三部分组成,分别是储液囊、圆柱体和液泵阀(图 4-10-2),圆柱体植入两侧阴茎海绵体,液泵阀和储液囊分别置入阴囊和下腹部。

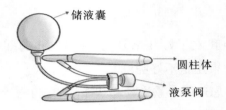

图 4-10-2　阴茎假体构成

(三)自行居家操作

使用者本人熟练掌握假体开关装置,术后 1 个月开始性生活,同房前自行挤捏阴囊液泵阀数次,将液囊内液体抽吸入圆柱体促进阴茎勃起,同房后按压液泵阀控制按钮将圆柱体内液体回吸至储液囊使阴茎疲软。

(四)阴茎假体手术的优缺点

1.优点

(1)不存在排异。

(2)自由控制阴茎勃起疲软,自由掌握勃起硬度与时长。

(3)不影响射精快感和精液质量。

(4)伤口隐蔽,私密性强。

2.缺点

器械价格昂贵。

(五)小结

勃起功能障碍是指阴茎持续不能达到或维持足够硬度的勃起以完

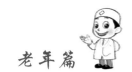

成满意的性生活,勃起功能障碍分心理性和器质性勃起功能障碍。勃起功能障碍通常以药物治疗为主,"伟哥"按需服用或长程疗法,提高治疗信心和依从性。真空负压助勃装置和血管活性药物海绵体注射对部分服用"伟哥"效果不佳的患者临床有效,重度或难治性勃起功能障碍可选择阴茎假体植入术,术后可自由控制阴茎的勃起和疲软,不影响射精快感和精液质量。

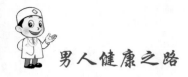

十一、性欲减退——人老心老是常态

> **患者:**近期性欲低下,对性生活总是没有想法,对象对我都有意见了,这可咋办呀?
> **医生:**您这是性欲减退,得尽早治疗。

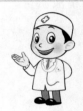

性欲是对性生活和性对象的欲望和想法,受自身和外界环境影响,临床上中老年男性以性欲减退最为多见。性欲减退是指对性幻想和性活动兴趣减少,同房频率减少或消失(图 4-11-1)。男性性欲减退常合并勃起功能障碍,易发生自卑、焦虑、抑郁等心理障碍,严重影响身体健康和家庭和谐。

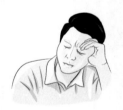

图 4-11-1　男性性欲减退

(一)病因

正常男性性欲维持受中枢神经系统和神经递质支配,同时也受到性激素水平影响,引起性欲减退的因素包括生理性和病理性因素,常见病因如下。

1. 精神心理因素

精神心理因素是性欲减退的常见病因,如夫妻感情不和、工作压力大、婚外性生活史、焦虑和抑郁状态等。

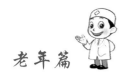

2. 内分泌失调

多巴胺系统与 5-羟色胺系统平衡失调,睾酮水平减低或雌雄激素比例失调等容易导致性欲低下。老年男性性腺功能减退,雄激素缺乏引起男性更年期综合征,常常表现为失眠健忘、身体乏力、性欲减退、勃起障碍等。

3. 全身疾病

卡尔曼综合征、垂体瘤术后、高泌乳素血症、克氏综合征、糖尿病、慢性肾功能衰竭、肝硬化等等。

4. 药物因素

舍曲林、帕罗西汀、丙咪嗪、来曲唑、利血平、非那根、扑尔敏、苯海拉明、酒精等。

（二）临床表现

男性性欲减退临床表现可以分为两种,分别是性欲失调和性唤醒失调。

1. 性欲失调

对性刺激反应正常,但同房获得的乐趣明显下降。

2. 性唤醒失调

性兴奋和性冲动低下,对性刺激反应低下,或无法在性活动中维持足够的兴奋度以完成性交。

性欲失调和性唤醒失调两种情况可单一或同时存在,但都可导致性活动的减少。

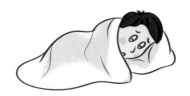

图 4-11-2　性欲明显减退

（三）辅助检查

根据典型表现诊断性欲减退并不难,根据辅助检查了解可能引起性欲减退的病因或影响因素。

(1)评测量表以了解有无精神心理因素影响。

(2)查性激素了解有无睾酮缺乏或促性腺激素分泌不足等。

(3)泌尿生殖彩超和垂体 MR 以除外结构异常。

(四)治疗

性欲减退的治疗原则是缓解症状,并注重病因治疗。常用治疗方法有心理辅导、行为疗法和药物治疗。

(1)一般治疗:戒烟限酒、规律作息、平衡膳食、锻炼身体等(图 4-11-3)。

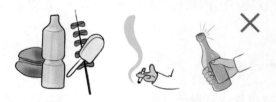

图 4-11-3　改善不良生活习惯

(2)精神心理治疗:改善夫妻关系,缓解紧张、焦虑、抑郁等心理障碍,增强同房信心,祛除患者精神心理影响因素等。

(3)针对全身性器质性病变治疗,如肝硬化、肾功能衰竭和糖尿病的治疗等。

(4)药物治疗:针对雄激素缺乏者补充睾酮治疗,溴隐亭治疗高泌乳素血症,多巴丝肼、麦卡角林和氟班色林等有效提高性欲。

(5)中医治疗:肾阳不足选用赞育丹或右归胶囊等;肾精亏虚选用左归丸等;肝气郁结选用逍遥散;心脾两虚选用归脾汤等。

(五)小结

男性性欲不会随着年龄增长而减退,性欲减退往往与精神心理因素、性激素异常和全身系统疾病有关。性欲减退不是老年男性的高龄产物,老年朋友应该积极面对,尽早治疗,同时,社会和家庭应该给予男性更多的关爱,关注心理健康,夫妻配合治疗,改善性欲,重获家庭幸福生活。

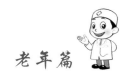

十二、性欲亢进——想法太多吃不消

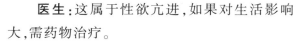

> **家属**：大夫，我都 60 多岁了，我老头天天要，都烦死人了，不配合他还生气。
>
> **医生**：这属于性欲亢进，如果对生活影响大，需药物治疗。

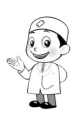

（一）概述

每个老年男同胞都希望自己晚年"性福"，但"性欲亢进"可不是什么好事哦。其实，近年来"老年人规律性生活有益身心健康，可以延年益寿"的理论，越来越为人们所接受。性欲亢进的发生率很低，在一般人群中约为 1%（包括男女两性）。

1.病因

（1）性腺轴系统异常：人体内有一个下丘脑—垂体—睾丸的性腺轴系统，负责调控性欲和性功能。下丘脑、脑垂体、肾上腺皮质、睾丸发生肿瘤，会使体内雄性激素浓度增高，从而使男性性欲增强。

（2）神经系统疾病如中风、脑外伤、血管性痴呆和癫痫等，这些病变会使大脑功能紊乱，中枢神经系统抑制功能减弱，影响大脑边缘系统和丘脑对性欲的调节，使性欲亢奋。

（3）甲状腺功能亢进：约 20% 的甲亢患者可伴发性欲亢进。

（4）精神心理障碍：部分精神障碍患者，如躁狂症，60% 可发生性欲亢进。

（5）不良的性环境、反复强烈的性刺激（手淫过度），使性意志薄弱的男同胞沉溺于色情，导致性成瘾而引起性欲亢进。

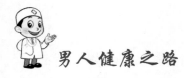

2.临床表现

性欲亢进的日常表现为性兴奋的出现频繁、过快、过剧,如果性伴侣不满足其要求就浑身难受、头昏、失眠、四肢无力、发呆(图4-12-1)。患者性欲要求强烈,甚至达到不分场合、不考虑任何情境的约束和规范、不避亲疏的地步,当要求得不到满足时便哭骂吵闹,搞得性伴侣极为烦恼。他们的反应也超常,迅速、容易、强烈,甚至拥抱、接吻、轻触阴部也能产生强烈的性高潮。

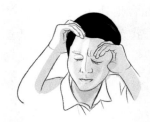

图 4-12-1　性欲亢进的烦恼

(二)诊断

判断性欲亢进并不困难:①是否觉得自己无法控制自身的某种性行为?②这种失控的性行为是否已造成严重影响?③是否会不由自主、不断地想到这种失控的性行为? 然而,困难的是进一步明确病因。

(1)病史询问:包括患者本人及配偶对患者性欲、性生活的描述,是否伴随其他症状,体重变化,既往史,个人史,等等。

(2)体格检查:甲状腺和睾丸大小、形状、质地、活动度等。

(3)实验室检查:血、尿常规,凝血分析,性腺激素,甲状腺功能,等等。

(4)影像学检查:超声检查对睾丸占位、肾上腺占位、甲状腺疾病相关的性欲亢进诊断具有一定价值。头颅核磁或者CT可协助诊断中枢相关的性欲亢进。

(三)治疗

性欲亢进影响正常的工作和生活，引发了精神的痛苦和心灵的空虚,并对他人造成伤害,应积极寻求治疗。性欲亢进的人大多不会主动就医,因为性经验是令人愉快的,大多数病人对于放弃这些行为的态度是非常矛盾的。而治疗应以彻底的评估为基础,并根据病人的具体需要进行调整。

(1)精神心理相关因素:改变认知扭曲或错误的思考。可以向专业的性心理咨询师进行系统的咨询,寻求治疗。一般情况下积极配合,接受心理治疗(比如家庭疗法、行为矫正治疗等),常可收到积极的效果。

(2)器质性相关的性欲亢进:根据检查明确病因后,就诊相应的科室,针对病因进行治疗。在祛除病因后,多数患者会恢复正常。

(3)药物治疗:常用 5-羟色胺再摄取抑制剂,如舍曲林等治疗性欲亢进有效;醋酸环丙孕酮可以有效降低男性性欲亢进,临床应用效果显著。

◆ 健康问答—有问必答
◆ 知识科普—健康养生
◆ 健康管理大讲堂—名师讲授

扫码领取

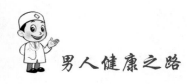

十三、阴囊水肿——下体肿胀也潮湿

患者：大夫，快给看看，我的下体肿了起来，咋回事啊？

医生：大爷别急，您这应该是发炎了（图4-13-1），需要做个彩超，再化验尿，后续抗炎对症治疗就行。

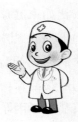

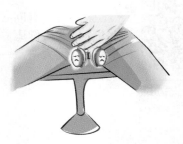

图 4-13-1　附睾睾丸炎

阴囊是男性的外生殖器官，老百姓俗称"蛋包"，悬垂于阴茎后下方，阴囊壁由多层组织构成，内有睾丸、附睾、精索等。正常人的阴囊左右不对称，左侧位置较低。阴囊能起到屏障作用，保护其内的睾丸和精子；还受温度的变化影响，常常表现为阴囊潮湿。

（一）概述

1.病因及发病机制

阴囊肿胀常见病因包括全身系统疾病、阴囊内容物病变、阴囊皮肤

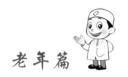

病等。

（1）全身系统疾病：阴囊组织比较疏松，容易发生水肿，常见病因有心功能不全、肝功能不全、肾功能不全等，腹腔内容物如腹水、大网膜、小肠等进入阴囊也会有阴囊肿胀的表现。

（2）阴囊内容物病变：鞘膜病变常见有鞘膜积液、鞘膜积血等；附睾病变常见有急慢性附睾炎、结核感染、寄生虫、精液囊肿等；精索病变常见有精索炎症、精索静脉曲张、精索血肿等；睾丸病变常见有睾丸炎症、睾丸肿瘤、睾丸扭转等（图4-13-2）。

（3）阴囊皮肤疾病：阴囊湿疹、阴囊皮炎等。

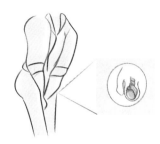

图 4-13-2 睾丸扭转致阴囊肿胀

2.临床表现

阴囊肿胀常伴有阴囊潮湿，可单侧发病，亦可双侧同时发病。在炎症急性期，患侧阴囊多有明显红、肿、热、痛表现，可伴尿频、尿痛等排尿不适症状。如水肿多为双侧发病，阴囊壁浮肿明显，并伴全身或下肢水肿。

（二）诊断

（1）病史与体格检查：应了解阴囊肿胀的起病特点、病程长短，有无发热、疼痛、排尿不畅等伴随症状，既往病史及用药史、手术史等情况。关注双侧阴囊体格检查，了解有无阴囊皮肤疾病。

（2）辅助检查：做血尿常规及尿培养了解有无感染，阴囊超声除外睾丸附睾炎症和精索静脉曲张（图4-13-3），如怀疑肿瘤，还需完善AFP、LDH、HCG等，必要时行MRI等检查。

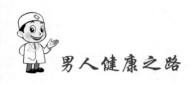

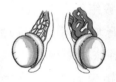

图 4-13-3　精索静脉曲张

3.鉴别诊断

(1)睾丸肿瘤:可有阴囊肿大表现,睾丸增大伴有压痛,伴阴囊坠胀沉重等不适,肿瘤标志物、超声和 MRI 等有助于诊断。

(2)阴囊水肿:多为双侧阴囊同时出现,常不伴疼痛等不适,可有全身或双下肢浮肿等表现,患者既往合并心肝肾等脏器功能不全病史,肝肾功能、彩超等有助于诊断。

(3)附睾睾丸炎:急性发病,单侧多见,阴囊肿痛明显,常伴发热,可迁延为慢性,血尿常规、彩超等有助于诊断。

(4)结核性附睾睾丸炎:起病缓慢,阴囊肿胀可伴疼痛,查体附睾尾部可及硬结,输尿管可有"串珠样"改变,结核病史、彩超等有助于诊断,抗结核治疗有效。

(5)附睾淤积症:男性绝育术后并发症,表现为阴囊疼痛,可见双侧附睾均匀肿大,彩超为重要检查手段。

(6)睾丸鞘膜积液:可因感染或创伤等引起,常表现为单侧阴囊逐渐增大的无痛性肿块,透光试验阳性可诊断。

(三)治疗

(1)一般治疗:卧床休息,抬高阴囊,炎症急性期患者可给予局部冷敷等。

(2)病因治疗:因心、肝、肾等脏器功能不全引起,积极治疗原发病。

(3)阴囊皮肤疾病:外用他克莫司、尤卓尔、莫匹罗星等。

(4)抗生素治疗:头孢类抗生素或喹诺酮类抗生素,通常疗程 1~2 周。

(5)手术治疗:睾丸肿瘤、腹股沟斜疝、睾丸鞘膜积液、睾丸扭转坏死等情况均应手术治疗。

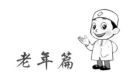

十四、血精——老年血精应重视

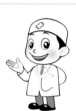

> **患者**：大夫，最近这包皮老发炎都翻不开了，我这么大岁数了还用切包皮吗？
>
> **医生**：包皮反复发炎感染引起继发性包皮口狭窄，这种情况的包皮得切，不然会影响排尿。

正常男性射精(图4-14-1)后的精液呈乳白色、灰白色或淡黄色，而有血精者多为年轻人。老年男性出现血精要警惕生殖系统肿瘤的可能，需积极排查诱发因素，如生殖道感染、结石、肿瘤或凝血功能异常等。

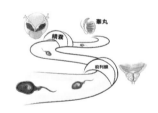

图4-14-1　正常男性射精

(一)病因

老年男性出现血精(图4-14-2)的常见原因有：①泌尿生殖道感染；②泌尿生殖道肿瘤；③凝血因素，全身性疾病或肝脏疾病引起的抗凝异常，长期口服抗凝药物，如阿司匹林、泰嘉等。

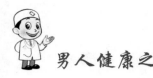

图 4-14-2　血精

（二）诊断

（1）仔细进行病史询问和体格检查,关注睾丸、前列腺和精囊腺,外生殖器的触诊和指肛检查非常重要。

（2）血尿常规、肝肾功、精液常规、前列腺特异性抗原、经直肠前列腺精囊超声等,必要时可行前列腺、精囊 MRI、膀胱镜等检查。

（三）治疗

对于一过性或偶发性血精通过检查排除肿瘤疾患,密切随诊,若血精反复发作,建议适度性生活,忌辛辣刺激饮食、避免久坐、禁止饮酒等。

（1）心理疏导:反复发作者多有焦虑表现,可给予心理疏导,必要时进行精神心理咨询。

（2）积极治疗内系疾病,排除凝血功能异常等诱因,需针对病因进行相关治疗。

（3）抗感染治疗:明确感染病因者积极进行抗感染治疗,并留取精液培养,选择敏感抗生素足量足疗程使用。

（4）手术治疗:①睾丸肿瘤,睾丸肿瘤切除或睾丸根治性切除术;②前列腺癌,前列腺根治性切除术等。

好大夫在线